Uncommon
Diseases in the ICU
ICU中的罕见疾病

[法]马克·利昂
[法]克劳德·马丁
[法]让-路易·文森特 编著

钱传云　　吴海鹰　主译

世界图书出版公司

上海·西安·北京·广州

图书在版编目（ＣＩＰ）数据

ICU中的罕见疾病／（法）马克・利昂,（法）克劳德・马丁,（法）让-路易・文森特编著；钱传云,吴海鹰译. —上海：上海世界图书出版公司，2017.6（2018.5重印）
ISBN 978-7-5192-2857-6

I.①I… Ⅱ.①马… ②克… ③让… ④钱… ⑤吴… Ⅲ.①疑难病—诊疗 Ⅳ.① R442.9

中国版本图书馆CIP数据核字（2017）第092501号

书　　名	ICU中的罕见疾病
	ICU zhong de Hanjian Jibing
编　　著	[法]马克・利昂 克劳德・马丁 让-路易・文森特
主　　译	钱传云 吴海鹰
责任编辑	胡　青 芮晴舟
装帧设计	徐　炜
出版发行	上海世界图书出版公司
地　　址	上海市广中路88号9-10楼
邮　　编	200083
网　　址	http://www.wpcsh.com
经　　销	新华书店
印　　刷	上海新艺印刷有限公司
开　　本	787 mm×1092 mm 1/16
印　　张	12.25
字　　数	180千字
印　　数	2001-4000
版　　次	2017年6月第1版 2018年5月第2次印刷
版权登记	图字09-2016-214号
书　　号	ISBN 978-7-5192-2857-6/R・421
定　　价	110.00元

译者名单

主　　译　钱传云　吴海鹰

副 主 译　王　锦　张　玮　夏　婧

校　　译　吴海鹰　王　锦

参译人员　张红仙　王　莉　喻　雯

　　　　　罗吉利　张　杰　李　波

致 谢

本书是在国家临床重点专科、于学忠专家工作站和云南省运用基础研究(昆医联合专项)重点项目(项目编号：2014FA012)的资助下完成的，在此一并表示衷心的感谢。

前　言

目　标

本书旨在为临床医师提供床旁处理罕见病简要实用的临床指导。全书分为10个部分。每个部分与某一特定器官(心血管、肺、神经系统、皮肤、肾脏、肝脏)或受影响疾病类型(感染、内科病)有关。编著者收集了一些指南的内容,主要集中于流行病学和病理生理学的简短介绍,以及对诊断途径进行详细描述和对治疗的实用建议。本书以图解和流程图简化对疾病的理解。最小数量的参考文献也是必需的,其中包括已发表在主流杂志上的详尽回顾。

在"心血管系统"的章节中,读者将发现关于 Tako-Tsubo 心肌病、Brugada 综合征、钙通道疾病、肺动脉高压和嗜铬细胞瘤的文章。"感染性疾病"章节包括 Lemierre's 综合征、立克次体病、类圆线虫高度感染综合征、登革病毒感染和切昆贡亚病毒感染的描述。"呼吸系统""肾脏系统"和"肝脏系统"章节详述肺纤维化, Gitelman 和 Bartter 综合征以及罕见的肝脏疾病。"神经系统"章节将回答关于肌无力,肌萎缩侧索硬化和帕金森病的问题。免疫性疾病、代谢性疾病和线粒体疾病出现在标题为"内科疾病"的章节。"血液系统"相关章节中,读者将发现关于溶血性贫血、视黄酸综合征和血栓性血小板减少性紫癜的细节。"皮肤系统"章节包括遗传性血管性水肿和中毒性表皮坏死松解症的描述。

总　结

　　虽然在一般人群中罕见病发病率低，但是它们会影响大部分 ICU 患者。这些罕见病在 ICU 得到诊断之前，常常由于疾病本身的复杂性导致患者收住 ICU。

　　本书并不提供这些疾病的详尽描述。本书的目的是重点对重症医师介绍在临床实践中遇到的罕见疾病，以及在治疗中的这些罕见病的主要相关特征。

　　针对这些罕见病，编著者已提出了一些实用性诊治特性。在对每种病的流行病学和病理生理学进行简要描述后，重点介绍诊断和治疗两个方面。面对罕见病患者的住院医师和重症医师会欣然发现本书内容的简明性和实用性。

目　录

第一部分　介绍

罕见病的遗传因素 ………………………………………………………… 1

Julien Textoris、Marc Leone

第二部分　心血管系统

Takotsubo 综合征 …………………………………………………… 10

Aude Charvet

Brugada 综合征 ……………………………………………………… 16

D. Lena、A. Mihoubi、H. Quintard、C. Ichai

心血管疾病：钙离子通道异常 ………………………………… 23

Christopher Hurt、David Montaigne、Pierre−Vladimir Ennezat、Stéphane Hatem、
Benoît Vallet

ICU 中的肺动脉高压 ……………………………………………… 29

Laurent Muller、Christian Bengler、Claire Roger、Robert Cohendy、Jean Yves Lefrant

第三部分　感染性疾病

ICU 中的类圆线虫病 ……………………………………………… 52

Laurent Zieleskiewicz、Laurent Chiche、Stéphane Donati、Renaud Piarroux

ICU 中的登革热·· 60

Frédéric Potié、Olivier Riou、Marlène Knezynski

ICU 中的基孔肯雅病·· 69

Olivier Riou、Marlène Knezynski、Frédéric Potie

蛇咬伤中毒··· 74

Jean-Pierre Bellefleur、Jean-Philippe Chippaux

第四部分　呼吸系统

弥漫性间质性肺疾病和肺纤维化······························ 85

Jean-Marie Forel、Carine Gomez、Sami Hraiech、Laurent Chiche

第五部分　神经系统

肌萎缩性脊髓侧索硬化症·· 98

Stéphane Yannis Donati、Didier Demory、Jean-Michel Arnal

ICU 中的帕金森病·· 107

Lionel Velly、Delphine Boumaza、Nicolas Bruder

第六部分　内科疾病

ICU 中自身免疫性疾病的治疗·································· 120

L. Chiche、G. Thomas、C. Guervilly、F. Bernard、J. Allardet-Servent、Jean-Robert Harlé

线粒体病··· 133

Djillali Annane、Diane Friedman

第七部分　血液系统疾病

成人溶血性贫血的复苏……………………………………………………………… 143

Régis Costello、Violaine Bergoin-Costello

第八部分　皮肤系统

缓激肽介导的血管性水肿…………………………………………………………… 150

Bernard Floccard、Jullien Crozon、Brigitte Coppere、Laurence Bouillet、Bernard
Allaouchiche

儿童中毒性表皮坏死松解症………………………………………………………… 165

Fabrice Michel

第九部分　肾脏系统

Gitelman 综合征及经典 Bartter 综合征 …………………………………………… 171

Guillaume Favre、Jean-Christophe Orban、Carole Ichai

第十部分　肝脏系统

ICU 中非常见肝脏疾病……………………………………………………………… 176

Catherine Paugam-Burtz、Emmanuel Weiss

第一部分　介绍

罕见病的遗传因素

Julien Textoris、Marc Leone

> **要点**
> - 遗传病占罕见病的 80%。
> - 遗传病是一个或一些基因病理修饰的结果。
> - 通过确认一个或更多突变可以在出生前确诊。
> - "Orphanet"知识库（http://www.orpha.net/）是更新基因和罕见病信息的网站。

　　基因病是基因改变引起的疾病。它们占"罕见病"的 80%（现患病率低于 1 例 /2 000 人），或大约 6 000 种病理改变。有趣的是，成人呼吸窘迫综合征的现患病率 30 例 /100 000 人。而在重症医学中，这种疾病的罕见性是相对的。基因病影响全世界 1%~2% 的新生儿，或大约 1 000 万欧洲人口。基因病的人群在占据大量人群的同时，又是相对孤立和隔离的。这解释了为何这类疾病在公共卫生占据真正优先的位置。幸运的是，并非所有基因病都通向 ICU。ICU 激进的诊疗并非唯一解决之道，对大多数病例需要多学科团队的合作和伦理学关注。

　　从 20 世纪 80 年代初罕见病就开始受到关注。在 1983 年通过的罕见病药物法中，美国第一次定义了罕见病："任何受影响人口数小于 200 000 的疾病"，相当于同期在美国现患病率 7.5 例 /10 000 人，在日本，现患病率阈值为 4 例 /10 000 人；在法国为 5 例 /10 000 人。为罕见病提供医疗保健的不同计划已经出现在法国。1992 年，运用快速处理程序，允许罕见病药物通过授权购买。1995 年,成立罕见病药事委员会。1997 年,建立关于罕见病和罕见病药物的门户——罕见病知识库(*Orphanet*)。最近(2005—2008 年),发动罕见病国家计划以"确保此类疾病诊断、治疗和诊疗提供的公平"。计划促成罕见病相关中心的创建。简单举例来说,法国有大约 15 000 例镰状细胞病患者,8 000 例肌萎缩侧索硬化症患者,6 000 例囊性纤维化患者,5 000 例 Duchenne 肌营养不良症患者,500 例脑白质营养不良性萎缩患者,然而只有部分早衰病例被报道。法国 65% 的罕见病都是严重且衰弱的,它们发病早(5 例中有 2 例在 2 岁以前发病);在 5 例患者中引起 1 例患者慢性疼痛;一半病例导致运动、感染或智力减退;3 例病例中有 1 例残障或自理能力丧失。总之,罕见病危及一半病例的生命。

基因病的病理生理学

基因病由一种或几种基因的病理改变所致。之间存在差异:

- 遗传性基因病是通过生殖细胞传给后代,称为配偶子。
- 多因素疾病,大多数由多种因素所致:环境、生活方式、食物类型、生物学和基因因素。病例包括癌症、一些类型的心血管病、神经退行性疾病和感染性疾病。在这些疾病中,不同因素各自扮演的角色差别巨大,所以发生基因突变的程度亦不同。

在基因病中,由单一基因突变所致还是多种基因异常"累及"所致之间存在差别。第一种是所谓的"单基因"或"孟德尔式"(自从孟德尔发现了它们的传递方式,创制出法则)。不是通过孟德尔式传递的基因病涉及几种基因,也包括非基因因素。线粒体病(线粒体是细胞内关键的细胞器,为细胞产生必要能量)病例为突变影响线粒体基因组所致。它们的传递必须由女性完成,那是因为突变基因的表达常常是镶嵌式的。染色体病病例与染色体缺失或过度表达(如 21-三体)或染色体自身结构异常有关。根据基因病影响的器官和生理功能也能对基因病分类。

最后,疾病的外显率差别非常大,甚至在一个家庭中,常常带来错综复杂的诊断和产前咨询。

诊断和治疗

今天,与多因素疾病相关的基因变异可以通过基因检测甄别。

不过,虑及涉病基因的多样性,这些检测并不总能提供预见病理改变发展的信息,它们或许只能提供一个家族基因构成中存在危险因素的信息。不过,基因检测的主要益处是帮助已表现出临床征象的患者做出精确诊断。故而,也能排外错误诊断和筛查有风险的人群。

出生前诊断是对胎儿实施基因检测。只有在怀疑父母可能传递一种严重、不可治愈性遗传病给孩子时,才实施此罕用手段。出生前诊断只用于经过专家会诊存在风险的家庭。除了提供信息和评估基因病风险外,这种咨询也使得父母获得恰当的心理支持。

对罕见病的认识是现代特殊治疗发展到最近 20 年才获得公众当局优先权。大多数的疾病仍没有治愈希望。基因治疗是非常有希望的方法。

基因治疗的原理简单:通过用细胞中功能正常的基因替代出错基因,从而纠正细胞基因组,因此通过这项技术可以在靶细胞内补充缺失的功能或校正有缺陷的功能。这种方法的第一次卓著成功由 Dr. Marina Cavazzana-Calvo 的团队和 Pr Alain Fischer 于 2000 年获得,他们通过对骨髓细胞引入一种基因药物,成功治愈了患复合型严重免疫缺陷病(SCID)的幼童。

特定细胞的治疗,用于预防、治疗或减轻疾病。一些案例已证明其价值:红细胞和血小板输注治疗一些类型的血液疾病;严重烧伤患者的皮肤移植;能分化产生大量不同类型细胞群和再生受损组织的干细胞移植;产生胰岛素细胞的移植(朗格罕岛)治疗胰岛素依赖型糖尿病;免疫系统不再识别,故而不再排斥外来肿瘤细胞时,移植能诱导和调节免疫反应的树突状细胞;移植具有增殖和重建受损肝脏优势的某一类型肝细胞。

蛋白替代治疗在于用重组蛋白质替代缺陷蛋白质。如在高雪(Gaucher's)病病例中,特征性表现为葡糖脑苷脂酶缺陷,已经开发了这种酶的重组型和用于替代这种缺失的酶。

最后,还应该提及基于药物治疗的经典途径,如在遗传性酪氨酸血症

（一种发生于 1 岁以内小儿肝病，由引起细胞氧化损害的代谢产物堆积所致）的治疗探索中，现在已经能通过给予酪氨酸代谢抑制剂改善这种疾病。

基因病和重症监测

考虑到大量基因病会收住重症监护，编者选择在一张表格中呈现孟德尔式基因病中现患病率从 5~50 例 /100 000 人（与之比较现患病率分别是，肺纤维化 7 例 /100 000 人；帕金森病家庭型 15 例 /100 000 人和狼疮 50 例 /100 000 人）。所有信息呈现于罕见病知识库（罕见病领域的世界级参考）的表格中（ http://www.orpha.net/ ）。这是优秀的搜索引擎，对每个病理学都能提供英语或法语特定文章链接。由于在这一部分中涉及的疾病非常罕见，所以传递的阅读信息有可能是过时的。因此，建议查罕见病网，它会规律更新。在网站参考书中心罗列的文件清单中，也会发现为某种罕见病或某组罕见病提供的医疗帮助 （ http://www.orpha.net/orphacom/cahiers/docs/FR/Listedes_centres_de_reference_labellises.pdf ）。这条信息对于获得专家意见和无论何时将患者转至所建议的中心是关键的（表 1-1 ）。

表1-1　可以在ICU见到且患病率在 5~50 例/100 000 人的基因病

疾病名称	估算的患病率（/100 000 人）	遗传类型	发病年龄	生存期	入住ICU的原因	治疗
法洛四联症	45	Spo./AD	Neo./Inf.	ttt后存活率>85%	心脏（围术期或开始心力衰竭）	外科手术
致心律失常右心室发育不良	44	AD/AR	Ad.	常规风险=猝死	心脏（猝死，进展期心力衰竭）	药物，植入性心脏复律器-除颤仪++
椭圆形红细胞性贫血	35	AD	不定	正常（仅5%~20%出现严重疾病）	严重贫血，POC	叶酸，输血，脾切除术
剥脱性骨软骨病	35	AD	青春期/成人	正常	POC	物理疗法，外科手术
恶性高热	33	AD	不定	死亡率<5%	横纹肌溶解	丹曲林
马方综合征	30	AD	儿童期	取决于心血管并发症	心血管病变	多学科综合治疗
先天性甲状腺功能减退	29	AR	Neo./Inf.	如早期发现，则可正常	昏迷等	替代治疗
α_1 抗胰蛋白酶缺陷	25	AR	不定	与肺和肝功能不全相关	肝（硬化）肺（气肿）	α_1 抗胰蛋白酶静脉注射正在临床试验中，肝/肺移植
QT间期延长综合征	25	AD/AR	儿童时期	常规风险=猝死	心脏（猝死）	β受体阻滞剂，交感神经松解术，植入性心脏复律-除颤仪
先天性小肠闭锁	20	Spo./AR	新生儿/婴儿	取决于小肠长度	POC	外科手术
孤立性畸形	20	Spo./AD	新生儿/婴儿	正常	POC	外科手术

（续表）

疾病名称	估算的患病率（/100 000 人）	遗传类型	发病年龄	生存期	入住 ICU 的原因	治　疗
遗传性球形红细胞症	20	AD/AR	不定	如果能避免新生儿胆红素脑病,则正常	新生儿期严重贫血	输血 ± EPO 脾切除术
胼胝体发育不全病	19	AR	新生儿/婴儿	有赖精神状况	癫痫	对症/姑息治疗
家族性扩张型心肌病	17.5	RX/AD/AR/MH	不定	轻度降低(猝死风险)	心脏(猝死,或进展期心力衰竭)	药物,植入性心脏复律-除颤仪
双肾发育不良	17	AD	新生儿/婴儿	宫内死亡,或出生短时间死亡	—	对症/姑息治疗
MELAS 综合征	16	MH	儿童时期	差异较大但预后很差	脑(癫痫),肺(肌病),心脏(心力衰竭)	正在临床试验
Maple syrup 病	15.6	AR	新生儿/婴儿	急性型:如果未诊断,出生儿周内死亡	脑(死亡,脑病)	透析,某些罕见类型可用硫胺素治愈
中链脂肪酸酰基辅酶 A 脱氢酶缺陷	15	AR	新生儿/婴儿	如及时确诊,则正常	严重低血糖	葡萄糖(大量)
血管性血友病	12.5	AD/AR	不定	正常	脑(出血性卒中),失血性休克(围术期,分娩等)	取决于亚型,血友病因子,去氨加压素
瓣膜上主动脉狭窄	12.5	AD	不定	差异较大,但儿乎正常	心脏(梗死,心力衰竭,猝死),高钙血症,POC	外科手术
囊性纤维化	12	AR	新生儿/婴儿	~35-40 年	肺(衰竭),肝(硬化)	对症/姑息治疗

（续表）

疾病名称	估算的患病率（/100 000 人）	遗传类型	发病年龄	生存期	入住 ICU 的原因	治 疗
镰状细胞性贫血	11	AR	不定	无法预测	肺（胸廓综合征），脑（卒中）	输血，严重类型可用羟基脲
Prader-Willi 综合征	10.7	Chr 15	新生儿/婴儿	缩短（30~40 年）	肺（衰竭），心脏（心力衰竭）	生长激素替代治疗，特定饮食
肾母细胞瘤	10.1	AD	儿童时期	治疗后生存率>90%	POC	化疗+外科手术
先天性肾上腺增生	10	AR	新生儿/婴儿	好	急性代谢性疾病（低钠血症，高钾血症，酸中毒，严重低血糖）	替代治疗
孤立性斜头畸形	10	Spo./AD	新生儿/婴儿	正常	颅高压，POC	外科手术
儿茶酚胺能多形性室性心动过速	10	AD/AR	儿童期	没有治疗，20 岁以前猝死。治疗后风险下降	心脏（猝死）	β受体阻滞剂
异常线粒体氧化磷酸化（核 DNA）	9	AR/MH	不定	下降，但取决于发病年龄	肺（慢性衰竭），心脏（心力衰竭）	对症 姑息治疗
结节性硬化症	8.8	AD	儿童期	除不受控的癫痫外，正常	脑（癫痫），肺（衰竭）	取决于肿瘤的位置
Pierre Robin 综合征，孤立型（单纯 Pierre Robin 序列）	8.8	Spo./AR	新生儿/婴儿	如果诊断及时，则正常	肺（阻塞性疾病）	外科手术

（续表）

疾病名称	估算的患病率（/100 000 000 人）	遗传类型	发病年龄	生存期	入住 ICU 的原因	治　疗
十二指肠闭锁	8.6	Spo./AD	新生儿/婴儿	正常	新生儿 ICU 和 POC	外科手术
急性肝卟啉症	8	AD/AR	不定	可能正常，取决于癫痫的严重程度和频率	神经性病变（吉兰—巴雷综合征），肝脏	Hemine（IV）碳水合物，肝脏移植
血友病	7.7	RX	新生儿/婴儿	正常	失血性休克，POC	缺失因子输注
Beckwith–Wiedemann综合征	7.3	AD/MF	新生儿/婴儿	—	POC（脐炎），严重低血糖	外科手术，葡萄糖
多发性畸形	7	AD	新生儿/婴儿	10%~20%在新生儿时期	肺（发育不良，膈疝），心脏（畸形），神经系统	外科手术，主要是姑息治疗
前脑无裂畸形	7	AD	新生儿/婴儿	高度异质性，故差异大，严重型新生儿期死亡	肺（呼吸暂停），心脏（节律性疾病），脑（癫痫），代谢（糖尿病萌发）	对症/姑息治疗
Sotos	7	AD	新生儿/婴儿	正常	心脏（畸形），脑（癫痫），低血糖	对症/姑息治疗
半乳糖血症	6.6	AR	新生儿/婴儿	如果诊断及时，则正常	肝衰竭，感染性休克	无乳糖饮食
常染色体隐性多囊肾病	6.5	AR	儿童时期	正常	肾（慢性衰竭）	透析，器官移植
肌萎缩侧索硬化	6	Spo./AD/AR	成人	60~65 岁	肺（衰竭）	对症/姑息治疗

（续表）

疾病名称	估算的患病率 （/100 000 人）	遗传类型	发病年龄	生存期	入住 ICU 的原因	治　疗
Treacher-Collins 综合征	6	AD	新生儿 / 婴儿	差异较大：成年 儿乎无症状，严 重型新生儿期 死亡	肺衰竭	外科手术，对症处理
Wilson 病 （肝豆状核变性）	5.8	AR	儿童时期	正常	肝（急性肝炎，肝硬化）	D-青素胺，三亚乙基四胺
X 染色体关联肾上腺 脑白质营养不良	5	RX	差异较大	差异较大	肾上腺功能不全	替代治疗，正评估基因治疗
纤毛运动异常	5	AD/AR	新生儿 / 婴儿	如果肺部疾病得 到很好治疗， 仅轻度缩短	肺（梗阻性疾病），心脏 （畸形）	对症处理，Kine 呼吸治疗， 极罕见的情况下肺移植
杜氏肌营养不良和贝 克尔肌营养不良	5	RX	儿童时期	杜氏：30~40 岁， 贝克尔：较正 常	肺（限制性疾病），心脏（慢 性心力衰竭）	对症 / 姑息治疗
遗传性果糖不耐受	5	AR	新生儿 / 婴儿	如果诊断及时， 则正常	摄取大量果糖后，可引起 急性肝衰竭和失血性 休克	无果糖、山梨醇和蔗糖的 饮食

遗传性：Spo. 单个（散发）；AD：常染色体显性遗传；AR：常染色体隐性遗传；RX：伴 X 染色体的隐性遗传；MH：线粒体遗传；MF：多因子。
发病年龄：Neo：新生儿；Inf：婴儿期；Ado：青春期；Ad：成人；POC：术后监护。

第二部分　心血管系统

Takotsubo综合征

Aude Charvet

> **要点**
> - 在急性应激性心肌病和急性冠脉综合征的鉴别诊断中，Takotsubo综合征是罕见的。
> - 不过，此病可能需要心血管复苏。

介绍

Takotsubo 综合征以一过性左室心尖气球样综合征著称，是一种应激性心肌病，首先在日本发现，继而在高加索人群中发生率升高[1]。本病主要影响老年女性，像急性冠脉综合征，大多数由应激诱发。临床上，它表现为伴随胸痛、心电图异常和心肌酶中度升高的急性血流动力学衰竭，而没有冠状动脉的显著损害。通过心脏超声显示左心尖心室收缩期扩张支持本诊断。虽然需要复苏，但是此病发展呈自发良性预后进程。Takotsubo 综合征的病理生理学机制仍在公开讨论中。

病史

这种病变首先在日本 1990 年由 Sato 等观察到。由于左室在收缩期间的超声表现(有缩窄颈部的扩张心室，构成一个双耳细颈陶罐状，称为 Takotsubo。在日本用于钓章鱼)，所以将此综合征命名为 "Takotsubo 心肌病"。其后大多数报道在日本，故而，2000 年以前，它被认为是一种仅限于亚洲的现象。而后，在世界各地出现了大量病例报道，尤其是在欧洲，美国和澳大利亚。2006 年，Takotsubo 综合征已经包含在美国心脏基金会的获得性心肌病分类中[2]。

流行病学

由于这种病理的新颖性，其症状的多变和诊断标准的变化，Takotsubo 综合征的确切发生率未知。然而，大多数研究发现的发病率相似，1%~2% 的患者以急性冠脉综合征入院[1]。发现一致的影响因素：这种综合征通常影响绝经后妇女，是应激的结果。事实上，所有报道病例中 90% 左右为女性，年龄范围从 58~75 岁[3]。不清楚为什么女性病例占主导。已经提出了几种假说，如雌激素的病理生理作用，或因为常见于男性的动脉粥样硬化症可掩盖这一综合征。这些女性患者通常没有任何值得注意的前因或任何冠心病的危险因素，除了约 50% 有持续的吸烟习惯。最后，大约 2/3 的女性患者以前曾遭受重大应激，无论是躯体的（手术、创伤、脑膜出血、脓毒症、严重疼痛、局部或全身麻醉、鸦片戒断、可卡因中毒、内分泌病、电抽搐治疗、化疗等）和 / 或心理的（亲人死亡或患重病、离婚、交通事故等）[3]。

临床

Takotsubo 综合征的临床表现通常接近急性冠脉综合征，故而 ACS 是主要鉴别诊断。超过一半的女性患者描述有强烈且突发的心绞痛样胸痛。其他可能的表现有呼吸困难，而更罕见的有晕厥、肺水肿或心脏骤停[3]。虽然心源性休克只作为一种罕见并发症报道，但是血流动力学衰竭常见。

临床辅助检查

心电图也提示急性冠脉综合征，常伴随 ST 段弓背向上抬高（根据研究，从 34% 到 100%），大部分在前壁－间隔－心尖区域（V_1~V_4），有时在下壁或侧壁。也常见到其他提示心肌缺血的异常，比如心前区，非介电常数区域和

AVL 的 T 波倒置,伴随着 V_3 和 V_4 Q 波出现。较少观察到广泛的低电压,左束支阻滞或 QT 间期延长[4,5]。心电图也可以是正常的。在每个病例中,分析心电图异常不能将 Takotsubo 综合征与急性冠脉综合征区分开[4],但可用于反映左室功能不全的严重程度,或它的发展[5]。

大部分时间,心肌酶水平仅中度增高,特别是肌钙蛋白 T 在 24 h 内达到峰值。不过,这些标志物的增高低于真正的急性心肌梗死,特别是和影像中观察到的广泛程度不符。

大多数患者冠状动脉造影均正常[3,4],但是假设在收缩末期出现以下心室造影表现:左心室功能减退或心室间隔运动不能,与基底部可逆性过度收缩相关,是心室气球样膨胀的原因。冠状动脉造影有时可显示无意义的冠状动脉损害,包括血管痉挛,局部使用硝酸酯衍生物后缓解。事实上,在疑似急性冠状动脉综合征的女性患者中,最可能在左心室造影时,诊断 Takotsubo 综合征。

经胸壁超声心动图是诊断 Takotsubo 综合征的关键检查。它能显示特殊的心尖或室间隔节段运动无力,引起左心室功能性扭曲(急性期左室射血功能 15%~40%)[6]和远端气球膨大。通常没有右心异常,也没有心包积液。然而,相关的右室功能不全是可能的(图2-1)。心脏磁共振也可以证实左室运动异常,无缺血发作或坏死(表现为注射钆后无增强)。同样,它可以预测已知疾病的可逆性[6]。当早期进行,运动—MRI 可识别有这类病理的运动相关疾病(图2-2)。

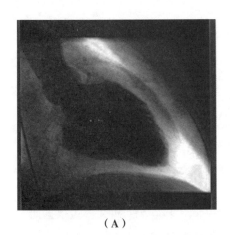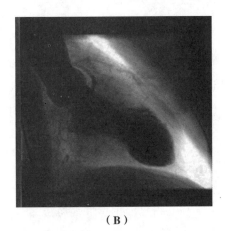

(A)　　　　　　　　　　　(B)

图2-1　Takotsubo 综合征的左心室造影

A. 舒张期;B. 收缩期;心尖部运动障碍(膨胀)和基底痉挛

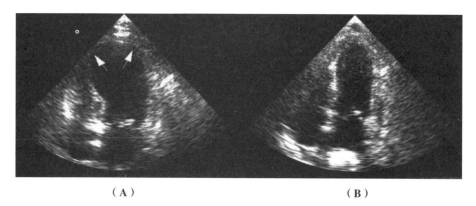

图 2-2 Takotsubo 综合征的超声图像
A. 急性期左心室扩张；B. 第 6 天自然恢复

治疗

Takotsubo 综合征的最佳治疗尚未确定。多数时候，患者在诊断时已被当作急性冠脉综合征治疗，而使用抗血小板药物、硝酸酯衍生物、肝素、β受体阻滞剂。一旦确诊且无心室功能不全的情况下，初始治疗可能包括肾素-血管紧张素系统抑制剂、β受体阻滞剂、抗血小板药物。在冠状动脉造影观察到冠脉痉挛时，可考虑钙抑制剂。虑及关于此病理（儿茶酚胺过量）的主要病理生理学假说，似乎最好避免使用胺类和 β受体激动剂。在血流动力学衰竭或心源性休克时，必须谨慎使用多巴酚丁胺，同时血流动力学机械支持。对严重功能不全的病例，必须尽快考虑体外膜氧合。Takotsubo 综合征并发症的治疗是对症的：利尿剂、肝素、抗心律失常等。急性期在超声心动图的帮助下，患者从 ICU 的连续监测或复苏中必然获益。

发展

Takotsubo 综合征心肌运动异常是短暂的，在几天或几周（ 3~6 周 ）内将恢复正常初始状态。仅心电图检查可以通过非特异性征象保存该事件的痕迹（复极或传导问题，QT 间期延长 ）。然而，短期预后可被严重、致命并发症影响，如心源性休克、左心室血栓，一堆麻烦的室性节律或传导问题、机械并发症。

死亡率很低(1%~2%),即使临床表现令人担忧的,需要繁复的复苏[4]。复发的风险同样也低。

病理生理学

Takotsubo综合征的病理生理学还不清楚。近期应激事件或重大情感负担似乎是这一病理的触发因素。应激后儿茶酚胺峰值出现很可能是全身炎性反应和左心室异常的原因。儿茶酚胺释放和心室功能异常之间的联系已经在脑膜出血、嗜铬细胞瘤中观察到。因此,应激时释放的儿茶酚胺有毒能直接影响心肌细胞的假说是合理的[7]。动物模型已让受到躯体应激(强制固定)的大鼠复制了心电图改变和左心室运动障碍问题。然而,Takotsubo综合征患者释放的儿茶酚胺浓度并不总是高。提出微血管痉挛或心室内阻塞是其他假说,同时不能排除多因素起因。

结论

Takotsubo综合征是一种罕见的新概念,通常影响遭受强烈应激的老年女性。它的急性型,表现为特殊心源性衰竭,就像新发的心肌梗死。急救科医生和麻醉师应该熟悉它,从而能快速诊断和恰当治疗。发展有结果但不可预测,时有并发症。治疗是经验性的,病理生理机制仍有待确定。

参考文献

[1] Sato H, Tateishi H, Uchida T, et al, (1990). Takotsubo-type cardiomyopathy due to multives-selspasm. In: Kodama K, Haze K, Hon M (eds) Clinical aspect of myocardial injury: from isch-emia in heart failure (in Japenese). Kagakuhouronsya Co, Tokyo: 56-64.

[2] Marron BJ, Towbin JA, Thiene G, et al, (2006). Contemporary definitions and classification of the cardiomyopathies: an American heart association scientific statement from the council on clinical cardiology, heart failure and transplantation committee; quality of care and outcomes

research and functional genomics and translational biology interdisciplinary working groups; and council on epidemiology and prevention. Circulation 113:1807-1816.

[3] Gianni M, Dentali F, Grandi AM, et al, (2006). Apical ballooning syndrome or takotsubo cardiomyopathy: a systematic review. Eur Heart J 27:1523-1529.

[4] Bybee KA, Kara T, Prasad A, et al, (2004). Systematic review: transient left ventricular apical ballooning: a syndrome that mimics ST-segment elevation myocardial infarction. Ann Intern Med 141:858-865.

[5] Dib C, Asirvathan S, Elesber A, et al, (2009). Clinical correlates and prognostic significance of electrocardiographic abnormalities in apical ballooning syndrome (takotsubo/stress-induced cardiomyopathy). Am Heart J 157:933-938.

[6] Leurent G, Larralde A, Boulmier D, et al, (2009). Cardiac MRI studies of transient left ventricular apical ballooning syndrome (takotsubo cardiomyopathy): a systematic review. Int J Cardiol 135:146-149.

[7] Morel O, Sauer F, Imperiale A, et al, (2009). Importance of inflammation and neurohumoral activation in takotsubo cardiomyopathy. J Card Fail 15:206-213.

Brugada综合征

D. Lena、A. Mihoubi、H. Quintard、C. Ichai

要点

- Brugada综合征占心脏大致正常猝死的20%。
- 这种综合征是常染色体显性遗传病。
- 表现为右胸导联ST段抬高、室性心律失常史,有晕厥或心源性猝死家族史。
- 如果不确定,可以通过Ⅰ型抗心律失常药有效,或在电生理评估期间诱发室性心动过速/室颤确诊。
- 治疗要给患者安装自动除颤仪。

介绍

Brugada综合征于1992年由Josep et Pedro Brugada首先提出[1]。本病以心电图异常为特征,主要表现为在心脏看似正常的患者有心室颤动而猝死的风险。

G女士,41岁,既往多次晕厥病史,因室颤致心搏骤停收住重症监护病房(ICU)。询问家人显示可卡因急性中毒。自主循环活动恢复后,心电图显示:V1和V2导联ST段抬高和右束支传导阻滞(图2-3)。冠状动脉造影未见冠状动脉和左心室功能异常。因此,假设了Brugada综合征的诊断。遗传评估发现MOG1基因突变,可能与Brugada综合征有关。需进一步调查家族史。

流行病学

Brugada综合征的患病率为1~5例/10 000人[2]。该病占所有心脏猝死的4%,心脏大致正常猝死的20%。地理位置导致该病发病率差异大。在东

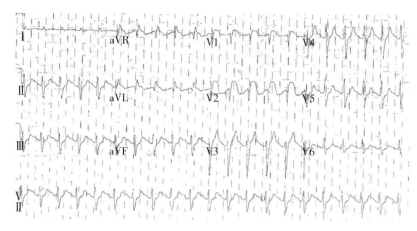

图 2-3 自主循环恢复后的心电图
V1~V2 ST 抬高

南亚国家中, Brugada 综合征在当地也称作"不明原因猝死综合征", 是 50 岁以下男性死亡的首要原因。心律失常在男性中更常见, 诊断的平均年龄 42 ± 22 岁。定位于 3 号染色体的新基因所扮演的角色最近受到质疑。

病理生理学

遗传因素

Brugada 综合征是常染色体显性遗传疾病, 表达差异大。1998 年, 编码心脏钠通道的一个基因亚单位——SCN5A 基因突变与 Brugada 综合征有关。这些钠通道与心肌细胞去极化强烈相关。对该基因其他 80 种突变进一步鉴别, 但是他们只真正导致 20%~25% 的病例。定位于 3 号染色体基因的角色最近受到质疑。

病理生理观念

突变诱发钠离子通道失活, 导致动作电位早期钠离子内流减少。随之, 在动作电位 1 相, 钾离子逆转运增加。从而心室激活时, 心内外膜之间一过性外向电流（Ito）跨壁梯度,表现为心电图上 J 点抬高。右心室心外膜细胞缺失动作电位 2 相(平台期),表现为右胸导联 ST 段抬高。从电生理学方面看,这些异常导致心外膜表面异源性复极,反映为该综合征中观察到的节律异常:2 相折返现象触发心室纤颤。

诊断

诊断标准

Brugada 综合征的 ECG 异常(图 2-4):

- Ⅰ型:以"穹隆型" ST 逐渐抬高 ≥ 0.2 mV (2 mm),至少在一个右胸导联(V1~V3)出现 QRS 弓背向上,T 波倒置。
- Ⅱ型:持续ST 段顶部凹陷抬高 ≥ 2 mm,呈"马鞍型",伴随正向双相T 波。
- Ⅲ型:右胸导联"马鞍型" ST 段抬高,伴末段压低 1 mm 。

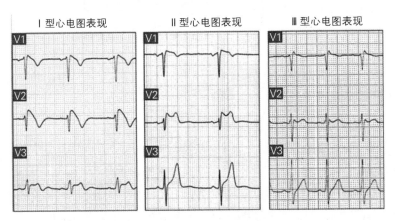

图 2-4　Brugada 综合征可能的心电图异常

2005 年欧洲节律协会精心推出的欧洲专家共识对 Brugada 综合征定义[2] 如下:

- Ⅰ型心电图表现(无任何心脏病病史)和以下标准之一:
  - 有记录的室颤或多形性室速史。
  - 家族史:45岁以前猝死。

— 晕厥。

— 夜间不适感伴鼾音呼吸（安静时这些症状出现更频繁）。

- 或者随着口服1类抗心律失常药(阿义马林、氟卡尼、普鲁卡因胺、吡西卡尼)（表2-1），阻滞钠通道剂后，Ⅱ型或Ⅲ型心电图变成Ⅰ型。为了估计心肌兴奋性，该药理学试验通过旨在刺激心室的电生理评估完成。此测试可以增加致心律失常性，因此必须通过 ECG 监测下的短期住院来实施。

诱 因

一些因素可以增加 Brugada 综合征患者的致心律失常性，如高热、高钾血症、低钾血症、高钙血症、酒精和可卡因摄入。有些药物可诱发 Brugada 样 ST 段抬高，应避免用于此类疾病。有些药物说明书中未明确指出，但是2005年欧洲共识会议[2]中已列出他们中的一些(表2-1)。

表2-1 可能引起 Brugada 样 ST 抬高的药物

1. 抗心律失常药

　a. 钠通道阻滞剂

　1c 类：氟卡尼，吡西卡尼，普罗帕酮

　1a 类：阿义马林，普鲁卡因胺，丙吡胺，西苯唑啉

　b. 钙抑制剂：维拉帕米

　c. β 阻滞剂

2. 治疗心绞痛药

　a. 钙抑制剂：硝苯地平，地尔硫䓬

　b. 硝酸酯衍生物：硝酸异山梨醇，硝酸甘油

　c. 钾通道开放剂：尼可地平

3. 精神药物

　a. 三环类抗抑郁药：阿米替林，去甲替林，地昔帕明，氯米帕明

　b. 四环类抗抑郁药：马普替林

　c. 吩噻嗪类：奋乃静，氰美马嗪

　d. 组胺再摄取抑制剂：氟西汀

鉴别诊断

许多疾病均可观察到心电图 ST 段抬高,但必须与 Brugada 综合征鉴别:心肌梗死、急性心包炎、心肌炎、心包积血、肺栓塞、主动脉夹层、杜氏肌病、弗里德共济失调、左心室肥厚、致心律失常性右室心肌病、漏斗胸、运动员早期复极综合征、严重低温、自主神经或中枢神经系统异常(尤其是蛛网膜下腔出血病例中)。

遗传学检查

诊断测试

Brugada 综合征中 SCN5A 基因突变[4]占 20%~25%。因此,在一般人群中,并无必要需检测这种基因异常。另一方面,它可以用于仅达到部分诊断标准的患者或用于家族调查。这些测试仅仅极少数专门实验室用于研究。只有阳性,SCN5A 基因检测才真有诊断价值。仍在积极研究其他基因突变,尤其是编码 MOG1 蛋白质的基因。

产前测试

考虑到不可忽略该综合征的严重后果,儿童预防性治疗(植入式自动除颤仪)的建议,应该讨论产前测试。然而,可能的晚期表现,相对良好的预后试验和有效的预防治疗并不赞成这一立场。最后,必须有一个多学科团队讨论每一个病例的产前测试指针。

遗传学建议

家族调查必须用于 Brugada 综合征患者近亲[2]。包括心电图、遗传调查血样、心电图正常的药理学试验和心电图异常的情况下的程序化心室刺激。

治疗

Brugada 综合征的治疗选择取决于猝死的发生危险。据研究显示,患者先前发生过猝死事件的,新发猝死的风险在 17%~62%。在未来 3 年内,有晕厥和Ⅰ型心电图表现者，猝死风险可达 19%。有症状患者中，数据不太准确，但是以下几个预后差的危险因素可提示应治疗，如自发性Ⅰ型心电图表现、男性，程序化电刺激后呈现室性致心律失常性。

目前，唯一有效的治疗是植入自动除颤仪，这可以防止室性心律失常相关的死亡。植入自动除颤仪的适应证（图 2-5）[2]。

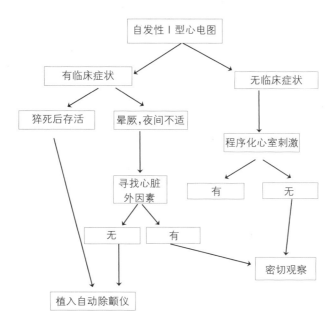

图 2-5　根据心电图异常自动除颤仪植入的指针
（自动和Ⅰ类抗心律失常药诱发Ⅰ型心电图）

在药物中，据报道奎尼丁通过阻止 I_{to} 电流，使 ST 段异常正常化，防治动作电位 2 相（平台期）折返现象，进而预防猝死。然而，显示该药在临床试验中的真正有效性的数据仍然不充足。

总结

Brugada 综合征是一种常染色体遗传疾病，主要表现为无器质性心脏病的年轻患者心源性猝死。诊断基于 ECG 的潜在异常，也基于患者本人或家族史中的猝死或晕厥事件。关键治疗是基于自动除颤仪植入的预防。

参考文献

［1］ Brugada P, Brugada J, (1992) Right bundle branch block, persistent ST segment elevation and suddden cardiac death: a distinct clinical and electrocardiographic syndrome: a multicenter report. J Am Coll Cardiol 20:1391-1396.

［2］ Antzelevitch C, Brugada P, Borggrefe M, et al. (2005) Brugada syndrome: report of the second consensus conference: endorsed by the Heart Rhythm Society and the European Heart Rhythm Association. Circulation 111:659-670.

［3］ Leenhardt A, Milliez P, Messali A, et al. (2007) Syndrome de Brugada, mise au point. Réanimation 16:285-289.

［4］ Benito B, Brugada R, Brugada J, et al. (2008) Brugada syndrome. Prog Cardiovasc Dis51:1-22.

心血管疾病：钙离子通道异常

Christopher Hurt、David Montaigne、Pierre-Vladimir Ennezat、Stéphane Hatem、Benoît Vallet

要点

- 由于我们更好理解心脏生理,更明确认识细胞钙离子通道运转及浓度变化,从而进一步深入理解钙离子通道异常在很多先天及获得性心血管病的作用。
- 随着对这个领域理解加深,促进发展关于这类功能失常导致或起决定作用的心力衰竭和心房纤颤的目标性治疗,从而改善多数患者的健康。

介绍

钙离子(Ca^{2+})是心肌电活动及收缩功能中起主要作用的离子,同时在适应能量供给及代谢需求方面也有重要意义。钙离子代谢障碍通常发生在获得或先天性心肌病中。尤其在遗传性钙离子通道异常患者中,常可引起严重心律失常及猝死。

心肌细胞钙稳态

L 型钙通道在心肌细胞膜动作电位时允许钙离子内流(图 2-6)。内流的钙离子流是维持动作电位平台期的主要离子(2 相)。在成人的心脏,细胞内钙离子浓度不足以激活肌节收缩,但可以触发兴奋收缩耦联。钙离子被位于肌浆网膜上的利阿诺定受体(ryanodine receptors, RyRs)检测到后,通过电压依赖的钙离子通道进入细胞内。在生理反应中的正反馈环节,这些 RyRs 开放,释放大量储存在肌浆网内的 Ca^{2+} ,从而使细胞内钙离子浓度迅速大量增加,使心脏产生从几个纳米到 1 μm 的收缩。这种钙离子增加促进了钙离子依赖的肌红蛋白-肌球蛋白横桥及肌节缩短。这种机制是由弗朗西斯20世纪80年代提出的,当时被称为"钙导致的钙释放"。在这种假设下其他导致细胞内钙离子浓度增加的影响是微不足道的。肌肉收缩是一个瞬间的,紧接着的舒张状态是由于细胞内钙离子释放引起的。主要有三种机制。

肌质由 Ca^{2+}-ATP 酶(SERCA)摄取造成60%钙流失。

(1)钙离子通过细胞膜上的 Na/Ca^{2+} 交换器(NCX)外流。这种不依赖ATP,取决于跨膜两侧钠及钙离子浓度梯度以及膜电位的离子转运蛋白。钙离子外流有30%是通过NCX,这种转运蛋白是生电的,在去极化过程中起主要作用。

(2)剩下10%的交换主要是由较慢的系统,如膜上的 Ca^{2+}-ATP 酶以及钙线粒体单向传递体(calcium mitochondrial uniporterm, mCU)。

在一个稳定的环境下,所有跨膜吸收的钙离子迅速被排除。当跨膜进入的钙离子迅速增加,导致肌浆网内的钙离子浓聚(例如,儿茶酚胺迅速刺激),主要通过加强肌浆网内钙泵(reticulum calcium pump, SERCA)。收缩强度取决于肌浆网释放的钙离子浓度。

通过钙线粒体单向传递体(mCU)摄取的钙离子在细胞溶质内总的再吸

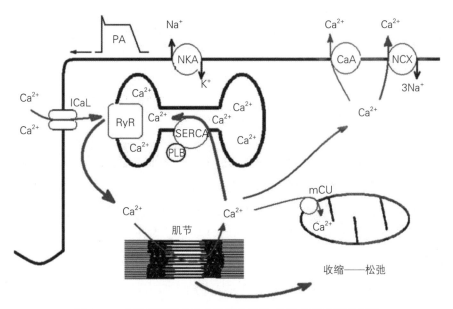

图 2-6　心肌细胞钙离子内外流及刺激-收缩耦联原理示意图

收钙离子中只占了很小一部分。它的主要功能是根据细胞能量需求的增加调节线粒体能量的产生，表现为提高钙离子瞬变。这种调节的获得主要是通过激活钙有关三羧酸循环中的酶。

钙动力学及其对细胞的影响在心肌细胞环境中的调节主要通过肌酶依赖的信号通路：

- 肾上腺素能刺激导致蛋白肌酶 A 激活，导致 L-钙离子通道激活开放，从而使其开放时间延长并且钙离子大量涌入。
- SERCA 激活是由临近的一种称为受磷蛋白的调节蛋白调节。这种调节主要依赖于钙调蛋白激酶及蛋白激酶 A 调节的受磷蛋白磷化作用。

获得性心脏疾病及钙离子重构

心力衰竭

心力衰竭和钙离子稳态失衡可以说明心肌收缩功能障碍，心室重构及心律失常的产生。

SERCA 活力降低原因如下：

- 心肌肥大时，由于 SERCA 基因缺失导致心肌细胞内这种蛋白的缺失。
- 磷酸酶活性增强导致受磷蛋白磷化作用下降从而抑制 SERCA 功能。

SERCA 活力缺失可由膜上 NCX 受体增加而得到代偿，但是这种代偿的代价是延长松弛期，因此通过失去频率依赖的松弛期而改变心律。结果是较长的动作电位持续时间，从而导致心律失常风险增加。

心力衰竭的另一个推论就是"多孔" RyR 及非钙离子导致的肌浆网钙离子渗漏。磷酸二酯酶和磷酸酶调节异常导致蛋白激酶活性增加，进而过度磷酸化卡他斯汀（FKBP12.6）从 RyR 分离，导致出现钙泄漏的倾向。由此产生的胞质内钙离子过量导致 NCX 过度活跃，导致一个细胞内钙离子交换三个细胞外钠离子，产生易致心律失常的舒张早期钠离子电流，又被称为去极化后晚期（late after-depolarizations，LAD）。这些 LADs 可引起严重室性心律失常,比如心室颤动或心房颤动。

一氧化氮 NO 合酶(NOS)表达改变可导致钙的移动。NOS 1 从肌浆网移位至肌纤维膜小窝蛋白-3,靠近 L 型钙离子通道。使肌浆网附近的 NOS 1 下降,导致 RyR_2 NO 介导的调节以及改变兴奋收缩耦联。反之, NOS 1 导致 I_{Cal} 附近的 NO 浓度增加,从而抑制钙离子内流,因此抑制心脏周期的产生。

心肌梗死

钙离子稳态改变与心力衰竭有关,在心肌细胞梗死边缘也可以观察到特别的改变。钙离子内流受损导致 I_{Cal} 电流下降, SERCA 表达下降以及钙微小区域耦联的 RyR_2 及 L 型钙离子通道呈无序状态。这些改变导致钙离子瞬变振幅下降以及逆转缓慢。RyR_2 相关的钙离子渗漏可导致潜在的致心律失常状态。

心房纤颤

心房纤颤(atrial fibrillation, AF)与动作电位持续时间缩短有关,主要由于超过 70% 的 I_{Cal} 电流下降,原因如下:

- L 型钙离子通道磷酸化作用下降致 GMPc 以及磷酸酶活性增加。
- L 型钙离子通道蛋白表达导致:"钙 / 钙调蛋白,钙神经素" 级联慢性活化。

这些原因导致的 I_{Cal} 电流下降,常常引起的心房组织收缩功能障碍,在心律失常逆转后更容易观察到。钙稳态的改变进而促进心律失常再发生或持续存在。

先天性钙通道疾病

一些钙离子通道遗传病导致了严重的临床症状,主要是严重心血管方面的症状,比如晕厥、猝死相关的室性心律失常或者 EKG 异常。这些先天性的疾病常从婴儿或者年轻的成人患者中发现。

长QT综合征

蒂莫西综合征或长 QT 综合征 8 型，是一种很少见的先天性 QT 综合征，主要影响儿童，特点是 QTc 间期长于 440 ms，T 波改变，常出现晕厥及猝死，猝死主要由于"穗尖现象"或者室颤导致。2 岁半前患儿心律失常相关的死亡率据报道高达 60%。其他文献报道过可能出现但不常见的异常，如严重的房室传导阻滞，免疫缺陷，自闭症，以及大脑发育异常等。基因型研究显示电压依赖 L 型钙离子通道基因突变，导致通道缓慢失活引起钙离子持续内流，从而延长心肌细胞动作电位 2 相及 3 相位时间，表现为 EKG 上 QT 间期延长。

与 4 型长 QT 间期综合征（LQT4）相关的是锚蛋白 B 的基因编码突变，锚蛋白 B 在兴奋 - 收缩耦联时离子通道及交换体调配中起了一定作用。因此锚蛋白 B 有可能与 QT 异常及室性心律失常的病理生理有关。值得注意的是，LQT4 突变基因携带者通常表现为窦房结功能障碍和心房纤颤。

短QT综合征：布鲁加达综合征

最近报道了一种先天性 1 型钙离子通道功能缺失的疾病，症状表现为晕厥及室性心律失常，基础心电图表现为复极化异常，这种疾病被称为布鲁加达综合征或者短 QT 综合征（典型心电图表现为 V1 至 V3 ST 段抬高，QTc 间期少于 360 ms）。这种疾病导致的室性心动过速是由异源性复极化电流，尤其是心肌细胞肌肉 1 相钾通道相关的 I_{to} 电流导致的。这种异源性的分布以及 I_{Cal} 电流复极化内流失败可导致心内外膜去极化梯度扩大。

多源性室性心动过速

儿茶酚胺类多源性室性心动过速（catecholaminergic polymorphic ventricular

tachycardia, CPVT)表现为儿童及青年人应激相关的晕厥以及猝死,通常发生在体育活动中。这种室性心动过速通常和其名字一样表现为多态性。双向的心动过速交替,两种交替心室形态常被联系到与其相似的地高辛中毒上,地高辛中毒主要是收缩期钙负荷过重,引起 LADs 的发作。CPVT 患者形态学方面无异常,基础 EKG 也无明显异常,但是在应激试验下,不管是生理的或是使用儿茶酚胺类药物,EKG 监测显示出现多源性室性期前收缩,继而是短时非持续性室性心动过速,甚至可以快速出现室颤。这些心律失常通过 β 受体阻滞剂的使用可得到控制。

CPVT 与 RyR 蛋白复合物功能异常有关:RyR 通道自身突变,它的稳定蛋白 FKBP12.6 或肌浆内肌钙蛋白导致钙漏出至肌浆网,尤其受到儿茶酚胺类物质刺激,蛋白激酶 A 使 RyR 复合物磷酸化。细胞内钙离子浓度增加使 NCX 功能上调,使剩下的膜可能振幅增加触发 LADs。

先天性房室传导阻滞 (atrio-vontricular block, AVB)

AVB 是一种自身免疫性疾病,会影响患狼疮母亲的胎儿或新生儿:这些患有狼疮的母亲血液中抗 Ro/La 抗体可以直接影响 L 型钙离子通道上的 α1C 和 α1D 蛋白,同时影响 T 型钙离子通道导致 I_{CaI} 及 I_{CaT}(自律性心肌细胞中的钙离子内流)减少。

多囊肾合并动脉高血压

纤毛多囊蛋白-2 是一种内皮细胞上的机械感应钙通道,可以对血管剪切力产生反应。多囊肾局部异常或表达的多囊蛋白-2 钙离子通道会导致患者动脉高血压,主要由于剪切力敏感度下降以及内皮 NO 合成减少导致。

ICU中的肺动脉高压

Laurent Muller、Christian Bengler、Claire Roger、Robert Cohendy、Jean Yves Lefrant

要点

- 重症患者,肺动脉高压(pulmonary arterial hypertension, PAH)的诊断非常困难,因其极易与其他类型的肺血管高压(pulmonary hypertension, PH)相混淆。
- PAH 是 PH 的一种。相反,PH 并不能不加分析地认为意味着 PAH。
- 在 ICU 中, PH 的主要原因是左心衰竭,其后是慢性肺病和慢性血栓栓塞性疾病。
- 特发性是 PAH 最常见的病因,但它也和硬皮病、HIV 感染、厌食性中毒、甲状腺疾病和肝硬化相关。
- 在门诊,使用肺血管舒张剂对于预后改善明显。在 ICU,肺血管舒张剂应作为患者综合处理措施的一个部分,包括诱发因素的治疗、最优化液体平衡和用肺血管舒张剂降低右心室后负荷同时维持心输出量和平均动脉压。
- PH 转诊中心和专业医师的早期接触特别重要。

介绍

PAH 是一种罕见、严重且复杂的疾病,当有疑似诊断时,多学科综合诊疗至少有一名 PAH 专科医师介入,以实施非常专业的治疗(尤其是肺血管舒张剂)。在专业治疗缺乏的情况下,死亡将在发生确诊后 3 年内[1]。对于 ICU 医师,PAH 的诊断是困难的,易与其他类型肺血管高压混淆。关键点是 PAH 是 PH 的一种类型,相反, PH 并不一定是 PAH。PAH 必须与 ICU 中其他引起 PH 的常见原因进行鉴别诊断,近来尤其强调 PH 和 PAH

必须与肺静脉闭塞性疾病(pulmonary veno-occlusive disease, PVOD)相鉴别。

在危重患者中,急性 PH 比较常见,尤其是急性呼吸窘迫症(acute respiratory distress syndrome, ARDS)或严重肺栓塞(pulmonary embolism, PE)[2,3]导致的严重缺氧病例。在这种情况下,肺血管高压因为反射性及可逆的缺氧肺血管收缩所致。ICU 患者中急性 PH 的第二个原因是急性左心衰竭导致左房压力增高,进而升高肺动脉压("后毛细血管" PH)。低氧和左房压快速控制后,急性 PH 是可逆的现象,这一点要与各种慢性病引起的慢性 PH 区别。在 ICU 患者中,比较常见慢性阻塞性肺疾病(chronic obstructive pulmonary disease, COPD)、血栓性疾病或慢性左心衰竭演进而来的慢性 PH。除了这三种导致慢性 PH 的原因外,重症医师必须牢记 PH 也可能与罕见的慢性病有关,因为这些疾病需要提供特殊治疗,故而不能漏诊。这些罕见病中最常见的就是 PAH,PAH 的准确诊断至关重要,它意味着肺血管舒张剂的选择性使用。

PAH 在 ICU 的诊断面临着三重挑战:①急性 PH 需与慢性 PH 鉴别;②在诊断 PH 后,需要系统筛查 PH 所有潜在原因,以便排除或确诊 PAH,因为 PAH 需要肺血管舒张剂的专业治疗;③当疑诊 PAH 时,测试肺血管舒张剂的临床反应和选择最佳药理学等级是最后的挑战。使用肺血管舒张剂后呼吸道症状恶化的病例,需要考虑 PVOD。

本文仅讨论符合现行 PH 分级 1 级和 1′ 的 ICU 患者中,PAH 和 PVOD 的临床和治疗特征[4]。

定义和分级

PH 是 PAH 的主要表现,PH 是一种比较宽泛的综合征,定义为无论何种病因导致的静息状态下肺动脉压力非特异性增高,通过右心导管(RHC)测定平均 PAP (mPAP)>25 mmHg。超声心动图对于筛查 PH 疑似病例非常有用,但不能替代 RHC。收缩期肺动脉压(sPAP)>35 mmHg 的诊断标准应弃用。因为缺乏有力的数据支持,基于运动时平均肺动脉压(运动时 mPAP)

>30 mmHg 的诊断标准也不再使用,此外,在运动时,健康人群能达到更高的 mPAP 值[5]。

　　世界卫生组织 1973 年发布的首个 PH 分级[6]分为 2 级:继发性 PH 和原发性 PH。这种实用的方法在危重患者中很好用,但如今显得太过简化。正如本文介绍部分提到的,在 ICU 患者中,继发性慢性 PH 常见于一些慢性病的最终后果,如左心衰竭(后毛细血管慢性 PH)、慢性血栓栓塞性肺病和严重的慢性阻塞性肺病(COPD)。1973 年,原发性 PH 是指没有明显的心血管或肺部原因而出现的 PH。更进一步来阐述,原发性 PH 是一种复杂和不同种类的疾病群,这些疾病可以是原发的(自发性的),也与各种类型的疾病相关,范围从结缔组织病或肝硬化到药物中毒或人类免疫性缺陷病毒(human immunodeficiency virus, HIV)感染。因此,最初分级方法的风险是漏诊 PH 的少见病因,而后者需特殊治疗。之后,1998 年发布了一种更为复杂的分级方法(Evian 分级)[7],并分别于 2003 年(Venice 分级[8])和 2008 年(Dana Point 分级,于 2009 年发布[5])更新。目前使用的分级方法(Dana Point 分级)如表 2-2 所示,新分级方法的 3 个主要进展包括:①停止使用原发性 / 继发性 PH 的分级方法;②把 PH 从 PAH 中区分出来;③把 PAH 从静脉闭塞性肺病和 / 或血管瘤中区分出来[4,5,9]。在过去 30 年, PH 临床分级的演进总结如表 2-2, PAH (PAH=1 级)指以慢性 PH 为特征,非心脏和非肺脏的不同疾病群, PAH 的主要原因是:特发性;遗传性;药物诱发性;与 HIV 感染、结缔组织病、门静脉高压、先天性心脏病、血吸虫病和慢性溶血性贫血相关,以及新生儿持续性 PH。在这种分级中, PH 指由明显心脏和肺原因导致的 PH。PH 的 3 个主要原因是:心脏疾患(严重充血性左心衰竭,2 级)、肺疾患(COPD,3 级)和血栓栓塞(4 级)(表 2-2)。PH 的第 4 个原因是增殖性疾病,如血液性疾病、蓄积性疾病或因肿瘤或纤维化导致的肺血管结构性阻塞(5 级)。这 4 种分级代表了原有分级方法中的继发性 PH。最后,一个介乎中间的分级(1' 级)是指直接因称之为肺静脉闭塞性疾病(PVOD)的肺血管疾病和 / 或多发性毛细血管瘤导致的 PH,诊断 PVOD 是困难的,因为与左心衰竭的表现极其相似。

表 2-2　新版 PH 临床分级(Dana Point 2008)

---

1. PAH：

这一级别在最初分级方法(1973 年)中属于原发性 PH

(1)特发的(IPAH)

(2)遗传性的(源于家族的—2003)

1)BMPR2

2)ALK1,重组细胞膜糖蛋白(可有或无遗传性出血性毛细血管扩张症)

3)未知原因

(3)　药物或毒物诱发:芬氟拉明派生物,阿米雷司和菜籽油

(4)相关疾病(APAH)

1)结缔组织病

2)HIV 感染

3)门静脉高压

4)先天性心脏病:艾森曼格综合征 [a];与肺体循环分流相关的 PAH[b];因微小缺陷导致的成人 PAH[c];心胸外科矫正手术后的 PAH[d]

5)血吸虫病

6)慢性溶血性贫血

(5)新生儿持续性 PH

1′ 肺静脉闭塞性疾病和 / 或肺多发性毛细血管瘤：

这一级在最初分级方法(1973 年)中属于原发性 PH;与 2003 年的分级方法相比,2008 年的分级方法将这一级从 1 级中分离出来

2. 左心疾病导致的 PH：

这一级在最初分级方法中属于继发性 PH (1973 年)

(1)收缩性功能不全

(2)舒张性功能不全

(3)瓣膜病

3. 肺疾病和 / 或低氧导致的 PH：

这一级在最初分级方法(1973 年)中属于继发性 PH

(1)慢性阻塞性肺病

(2)间质性肺病

(3)混合限制和阻塞的其他肺疾病

(4)睡眠障碍性呼吸

(5)肺泡低通气疾病

（续表）

（6）长期处于高海拔

（7）发育异常

4.慢性血栓栓塞性 PH：

这一级在最初分级方法（1973 年）中属于继发性 PH

5.不明原因和 / 或多因素导致的 PH：

这一级在最初分级方法（1973 年）中属于继发性 PH

（1）血液系统疾病：骨髓增殖性疾病；脾切除

（2）全身性疾病：类肉瘤病；肺朗格汉组织细胞增生症；淋巴管平滑肌瘤病；多发性神经纤维
瘤；血管炎

（3）代谢疾病：糖原蓄积症；戈谢病；甲状腺疾病

（4）其他：肿瘤性梗阻；纤维化纵隔炎；透析中的慢性肾衰竭

ALK-1：激活素受体激酶 1，APAH：与肺动脉高压相关，BMPR2：骨形成蛋白 2 型受体，HIV：人体免
疫缺损病毒，PH：肺血管高压。

楷体字：与之前的分级方法相比（1973 年和 2003 年）。

[a] 艾森曼格综合征包括较大的缺损所致的所有体循环至肺循环的分流，可引起肺血管阻力的严重增
加，导致逆向反流（肺循环至体循环）或双向反流。

[b] PAH 与体循环至肺循环的反流相关，在中等或较大缺损的患者中，肺血管阻力的增加是轻度或中
度的，体循环至肺循环的分流仍占主导，静息状态下不会出现发绀。

[c] 成人小缺损所致 PAH：在一些有小缺损的病例（超声心动图测得有效直径，通常室间隔缺损 1 cm，
房间隔缺损 2 cm），临床图像与特发性 PAH 很相似。

[d] 矫正心脏手术后 PAH：在这些病例中，先天性心脏病已经手术治疗，但 PAH 即可在术后立即出现，也
可在手术后几月或几年后出现，在不存在术后先天性损伤残留或因手术后遗症导致损伤的情况下。

流行病学

　　PAH 的特征是渐进性的肺动脉阻力增加和慢性右心衰竭，慢性右心衰
竭是影响 PAH 预后的主要因素，PAH 的流行率有可能被低估，那是因为缺
乏特异性的临床征象。因为呼吸困难进行超声心动图评估的患者中，PH 的
流行率约 10%，超声心动图发现 PH 征象患者中，大约 80% 有左心衰竭，10%
有慢性肺病和缺氧，4% 有 PAH，0.6% 有血栓栓塞性疾病[10]。PAH 在成人
中的流行率处于 15~50 例 /1 000 000 人[11]。特发性 PAH（IPAH）是导致
PAH 的最常见原因。已登记的确诊 PAH 患者中，39.2% 的患者有 IPAH，3.9%

的患者有 PAH 的家族史。在与 PAH 相关的亚群中,15.3% 有结缔组织病,11.3% 有先天性心脏病,10.4% 有门静脉高压,9.5% 有 anorexigen 相关 PAH,6.2% 有 HIV 感染[12]。PAH 是一种严重的、隐匿性疾病,缺乏特异性征象造成诊断延迟,使预后更差。2000 年以前,PAH 几乎没有特殊治疗和专业团队。那时,平均生存时间很短(诊断后 2.8 年),诊断后第 1 年、第 3 年、第 5 年的存活率分别为 68%、48% 和 34%。自从引入特效的血管舒张剂(尤其是依前列醇)和专业化团队,预后明显改善,据报道,美国登记的第 1 年、第 3 年和第 5 年存活率上升到 87.8%、76.3% 和 62.8%[1],法国登记的第 1 年、第 3 年和第 5 年存活率达到 87%、76% 和 67%[1,13]。虽然这些结果令人鼓舞,但 PAH 的预后依然形势严峻,尤其需要收住 ICU 时。在 ICU,PH 或 PAH 的预后极差,可获得的数据很少。因此,在 ICU 患者中,缺乏针对 PH 或 PAH 的强烈推荐[14,15]。在 82 名患脓毒症的 ICU 患者中,病史包括肺病导致的 PH,死亡率和 PH 严重程度相关,在轻度、中度和重度 PH 患者中,死亡率分别为 28%、67% 和 80%[16]。因此,终末期 PH 患者已有的治疗手段已经用尽,后续治疗的局限和 / 或 ICU 入住需要待探讨[15]。

病理生理学

PAH 是以肺动脉(直径 500 μm)阻力渐进性增加为特征,这种压力增加导致的右心衰竭与死亡高度相关,右心室对 PH 的耐受个体差异很大,正如许多慢性重症,PH 的发生机制是多重的、复杂且不易确定的[5]。已经确认和 PAH 相关的遗传因素。遗传性 PAH 不超过 10%。遗传性 PAH 是一种常染色体不完全外显的显性遗传病,已经确认转化生长因子 β(transforming growth factor beta, TGF- β)受体基因突变与此有关,但仅发现少数病例,尤其重要的是,骨形态发生蛋白受体 2(bone morphogenetic protein recepetor-2, BMPR2)或激活素受体 1(activin-like receptor 1, ALK-1)受体基因的突变显然分别与 PAH 和遗传性出血性毛细血管扩张症相关(1 级、2 级,表 2-2)。在尸检研究中报道的 3 个主要病理生理学发现是:①病理性血管内皮细胞增生(凋亡 / 增殖比例低)诱发小动脉重构;②过度的血管收缩;③局部血栓形成现象。因怀孕会使 PAH 恶化，应该劝阻。

诊断

PAH 的临床诊断 [4,5,8,12]

诊断方法的第一步是排除 COPD（或其他慢性肺器质性病变）、充血性左心衰竭和血栓栓塞性疾病的临床症候，如出现上述症候，不能诊断 PAH，应该考虑 2 级、3 级和 4 级 PH 并进一步确认，如果出现血液性、恶性、血管炎和蓄积性疾病的临床征象，不考虑 PAH，而应考虑 5 级 PH（表 2-3）并进一步确认。

如果没有出现 2 级、3 级、4 级和 5 级 PH 的临床症候，疑诊 PAH。PAH 发病是隐匿的，缺乏特异的功能性症状，最常见症状是呼吸困难，尤其运动时（60%），伴随疲劳（19%）、晕厥（8%）、心绞痛（7%）、昏厥（5%）和腿部水肿（3%）[17]。法国国家登记处 2006 年发布的数据显示以下特征：女男性别比是 1.9；平均年龄为 50 ± 15 岁；BMI 通常是正常的，15% 的病例 BMI 超过 30，这一比例和法国成年人的比例相似；症状出现到确诊的时间是 27 个月；75% 的患者就诊时已出现严重症状，心功能分级（NYHA 分级）为 III 级 或 IV 级（I 级 = 1 %，II 级 = 24 %），6 min 步行运动量测试，大部分患者显示异常（329 ± 109 m），6 min 步行距离与 NYHA 功能分级有关。

随着病情的进展，静息状态下也有症状出现，体格检查可发现左胸骨抬高、第二心音肺组分增强、收缩期三尖瓣反流性杂音、舒张期肺动脉瓣关闭不全杂音和右室第三心音。随着病情进一步发展，静息出现功能性症状，体格检查显示颈静脉扩张、肝大、外周性水肿、腹水和肢端发冷。PAH 患者肺部呼吸音通常正常，肺底出现啰音提示间质性肺疾病或左心衰竭，但医师应该注意，PVOD 也会出现肺底啰音。发绀出现于 20% 的 IPAH 病例，提示右向左分流和严重心输出量减少。IPAH 患者中，杵状指并不常见，但如果出现，应该怀疑先天性心脏病和 PVOD。硬皮病常见毛细血管扩张、指端溃疡和硬化。最后，临床检查尽量确认或排除慢性肝脏疾病的红痣。

在使用选择性肺血管舒张剂后,症状仍恶化的病例,要考虑 POVD,出现肺水肿征象与右心衰竭相关,但缺乏左心衰竭的证据,高度怀疑 POVD。在 PAH 的病情演变过程中,低心输出量和肠道细菌移位导致的菌血症有关,会致死。

心电图

心电图在 IPAH 的早期通常正常。因为敏感性(55%)和特异性(70%)都低,心电图不能单独作为诊断 PH 或 PAH 的筛查工具。结合心电轴右偏、肺性 P 波、V1 导联 R/S 波比率 >1 和 R 波 >0.5 mV,诊断右心衰竭的特异性可以达到 90%。在 PAH 期间意味着预后不良,室性心律失常罕见。随病情进展会出现室上性心律失常(尤其是心房扑动和心房颤动),这总会引起临床症状的进一步恶化。

表 2-3　WHO PH 功能分级,依据 NYHA 功能分级修正

Ⅰ 级

PH 患者,未出现体力活动受限。日常体力活动不会引起呼吸困难或疲劳、胸痛或近乎晕厥

Ⅱ 级

PH 患者出现轻度体力活动受限。休息状态无症状。日常体力活动会引起呼吸困难或疲劳、胸痛或近乎晕厥

Ⅲ 级

PH 患者体力活动明显受限。休息状态无症状。低于日常的活动会引起呼吸困难或疲劳、胸痛或近乎晕厥

Ⅳ 级

PH 患者实施任何体力活动都能出现症状。有右心衰竭的明显症状。休息状态即可出现呼吸困难和 / 或疲乏,任何体力活动均加重不适

生物学

目前尚未发现 PAH 的生物标记物,因为右房和 / 或右室增大,脑利钠尿多肽(brain natriuretic peptide, BNP)水平增高, BNP 值和预后相关。右心衰

竭或 PAH 相关肝硬化病例,肝脏功能检验可以出现异常。很难鉴别具体原因。在这种病例中,临床评估和肝脏形态学评估尤其重要。HIV 感染和肝炎的血清学检测是必需的。甲状腺检测也很有用(5 级 PH)。当怀疑结缔组织病(connective tissue disease, CTD)时,应该做自身免疫测试。抗核抗体对于诊断 CTD-APAH 并非特异。大约 40% 的 IPAH 患者抗核抗体增高,通常滴度较低(1:80)。在 CTD 中,硬皮病 PAH 的发生率最高。在局限性硬皮病,抗着丝点抗体呈阳性,其他抗核抗体如 dsDNA、Ro 抗体、U3-RNP、B23、Th/To 和 U1-RNP 也可呈阳性。在弥散性硬皮病中,U3-RNP 呈明显阳性。在系统性红斑狼疮病例中,能检测到抗心磷脂抗体。当怀疑血栓栓塞性 PH 时,应该做血栓形成倾向筛查(抗磷脂抗体、狼疮抗凝物和抗心磷脂抗体)[5]。

胸部X线片检查

主要用于排除 PH 相关慢性肺病(COPD、肺气肿或间质性疾病)或左心衰竭(浸润相关充血性心力衰竭)的明显体征。然而, PAH 诊断时,胸部 X 线片通常是异常的。最典型的发现是中心肺动脉扩张,而外周血管减少。在进展期病例中,可见到右室和右房扩大。

超声心动图

超声心动图是筛查 PAH 最好的工具。经胸廓超声心动图(transthoracic echocardiography, TTE)通常足以诊断 PH 和评估右室功能,后者是主要预后因素,超声心动图不能完全替代 RHC,所有 PAH 疑似病例必须做 RHC。超声心动图目前广泛用于 ICU [18],在危重患者心脏和血流动力学评估方面发挥重要作用[19,20],尤其对右心衰竭或 PH 病例[21]。图 2-7 显示一名因侵袭性腹泻导致感染性休克而收住 ICU 的严重 IPAH 患者。

第一步：超声心动图检查，估计收缩期PAP值

因为 PAH 患者通常在疾病后期入住 ICU,超声心动图结果易于诊断。

第一个困难是区分急性和慢性 PH,急性 PH 病例中,收缩期 PAP sPAP 值极少超过 40 mmHg。高于此值,右室不能代偿急性后负荷增加,右心输出量减少。低心输出量限制了 sPAP 增加,使之很少超过 40~45 mmHg。急性右心衰竭的后果是右室快速(几小时)扩张。因为心包膜在短时间不能扩张,两心室容量仍维持恒定。急性右心室扩大的血流动力学结果是左心室受压,这限制了左心室充盈,随后低心输出量恶化。对于这些原因,如果 sPAP 值高于 40 mmHg,更有可能是慢性 PH。对于慢性 PH,评估 sPAP 值最简单的方法是在心尖四腔切面下记录三尖瓣反流量(表 2-4)。三尖瓣反流的最大速度与肺动脉和右室压力梯度相关(表 2-4)。这个方法也可以用于肺动脉瓣反流,需要经培训的专业人员操作。肺动脉瓣反流量可用于测定平均肺动脉压和舒张期肺动脉压(表 2-4)。右房压或中心静脉压(RAP, CVP)数值与右心室-肺动脉压梯度总和为 sPAP(表 2-4)。使用 TTE 评估 RAP 值的方法总结于表 2-5。基于梯度,可获得 sPAP 的半定量方法(表 2-4)。有经验的操作者也可以在 TR 无法记录时,用肺动脉射血加速时间做 sPAP 的半定量评估(表 2-3)。

第二步:排除左心收缩性和/或舒张性衰竭、晚期瓣膜病和筛查艾森曼格综合征

正如流行病学部分提及的,左心衰竭是 PH 的主要原因。TTE 主要的作用之一就是排除收缩性或舒张性左心室功能不全,收缩功能的定量通常简单,通过视觉观察或射血分数测定。评估舒张功能更困难。对于怀疑继发于左心衰竭的 PH(尤其是收缩性)的临床和超声心动图标准归纳在表 2-6。重症医师可执行此标准。其中包括射血分数、二尖瓣血流多普勒模式、二尖瓣环正面或侧面的组织多普勒模式和肺静脉血流。重症医师也能诊断晚期瓣膜病。不过,艾森曼格的诊断是困难的,需由这类疾病的心脏专科医师做出。

第三步:右心室功能评估

右心衰竭的主要征象是右室扩大,右心室扩大可以通过视觉评估,也可通过计算舒张末期 RV/LV 面积比评估(图 2-8)。在慢性右心衰竭,右

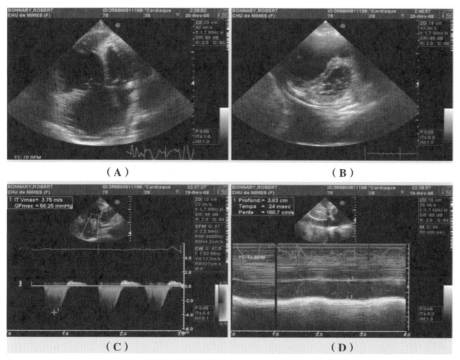

图 2-7　PH 的超声心动图诊断

一名特发性 PAH 伴慢性右心衰竭的 68 岁患者，因感染性休克入住 ICU。A．心尖四腔切面显示右心房和右心室明显扩大，右室游离壁因适应慢性 PH 增厚（白色三角）;B.胸骨旁短轴切面。有典型左室"D"征象的矛盾纵隔改变（白色三角）。在生理条件下，左室形状为圆形（"O"征象）。C.通过持续多普勒记录三尖瓣反流。最大速度（Vmax）=3.75，反映 RV/PA 梯度，等于 56 mmHg（$\triangle P=4V^2$）。D.肋下通过 M 模式观察下腔静脉（inferior venacava, IVC）。IVC 直径是 38 mm，没有观察到随呼吸变异。RAP 值超过 20 mmHg（表 2-5）。这个病例，收缩期肺动脉压为 56+20=76 mmHg，与肺动脉导管测到的肺动脉压力（80 mmHg）一致

心室游离壁增厚（正常值 <6 mm）。在 M-模式下通过三尖瓣环收缩期偏移（tricuspid annulus plane systolic excursion, TAPSE）能评估右心室收缩功能，TAPSE 正常值为 16~25 mm，TAPSE 值低于 15 mm 提示预后不良,这个指标代表三尖瓣环最大的收缩前移,这一简单的、可重现的指标与右室射血分数（RV ejection fraction, RVEF）相关。类似的方法可用于三尖瓣环侧面的组织多普勒。侧面三尖瓣环组织多普勒下记录的收缩(S)波最大流速和 RVEF 相关。S 流速低于 11 cm/s 和 RVEF 改变相关,而低于 9 cm/s 时,提示右室收缩功能严重改变。出现心包积液则表明预后差[5]。

表 2-4　肺动脉压力的超声心动图评估

在心尖四腔切面下通过三尖瓣反流速度评估 sPAP（简化技术）

RV 和 PA 压力梯度：$\triangle P=4(RT\ V_{max})^2$

sPAP= $\triangle$ P+RAP

在心尖四腔切面下通过三尖瓣反流速度半定量评估 sPAP，假设 RAP 值为 5 mmHg（最简易技术）

超声心动图诊断：不像 PH

三尖瓣反流速度 =2.8 m/s，PA 收缩压 =36 mmHg

无其他超声指标提示 PH

超声心动图诊断：PH 可能

三尖瓣反流速度 =2.8 m/s，PA 收缩压 =36 mmHg

有其他超声指标提示 PH

三尖瓣反流速度 =2.9~3.4 m/s，PA 收缩压 =37~50 mmHg

有或无其他超声指标提示 PH

超声心动图诊断：PH 高度可能

三尖瓣反流速度 =3.4 m/s，PA 收缩压 =50 mmHg

有或无其他超声指标提示 PH

不推荐运动多普勒超声心动图用于 PH 筛查

在短轴切面下通过肺射血加速时间评估 sPAP（在不能 TR 时，由培训过的操作员实施）

Tacc<100ms=PH，Tacc<60ms= 严重 PH

通过肺动脉瓣反流流量评估 sPAP（在 TR 不能记录时，由培训过的操作员实施）

肺动脉瓣反流量的最大流速可用于评估 mPAP（mPAP=4.V_{max}2+RAP），最小流速和 dPAP 相
　　关，sPAP 可由下列公式算出：sPAP=3mPAP~2dPAP

Vmax 最大流速；PAP 肺动脉压；sPAP 收缩期 PAP；mPAP 平均 PAP；dPAP 舒张性 PAP；RAP 右房压；
Tacc 肺动脉瓣射血加速时间；PH 肺动脉高压；$\triangle$ P 右心室和肺动脉压力梯度

表 2-5　超声心动图下通过分析下腔静脉直径和其呼吸变量(IVC 塌陷程度：cIVC)评估 RAP

IVC 直径	cIVC (%)	RAP (mmHg)
低：<15 mm	>50	0~5
正常：15~25 mm	>50	6~10
	<50	11~15
高：>25 mm	<50	16~20
	无	>20

表 2-6　诊断 PH 相关左室收缩或舒张功能不全的临床和超声心动图标准(摘自 [5])

临床特征

年龄 >65 岁

收缩压升高

脉压升高

肥胖、代谢综合征

高血压

冠状动脉疾病

糖尿病

心房颤动

超声心动图

左室射血分数(left ventricular ejection fraction，LVEF) < 40%，可见或通过辛普森方法。 在没有局部严重室壁运动异常时,也可使用二尖瓣外侧的S波速率(正常 >8cm/s,相当于LVEF > 50%)

左心房扩大

左心室向心性重构

左心室肥厚

存在左心室充盈压升高的超声心动图指标:E / A 比值 >2,E 波速率 >90cm/s,E / E' 比 >15,肺静脉血流的 S/D 比值 <1

随时评价

对利尿剂的症状反应

运动时收缩压的过度增加

利尿后肺动脉收缩压(systolic pulmonary artery pressure，sPAP)和左心室充盈压同时减少

考虑心力衰竭,再评估胸部放射学

LVEF 左室射血分数, sPAP 肺动脉收缩压

胸部CT扫描

　　胸部 CT 扫描是诊断 PAH 的必须检查,尤其用于排除导致 PH 的肺、心血管和血栓栓塞病因。肺动脉增强 CT 血管造影术能显示慢性血栓栓塞性 PH (4 级)的典型表现,如完全性阻塞,带状或网状改变以及内部不规则,准确性和可靠性同传统血管造影术一样。高分辨率 CT 扫描能提供肺实质的

重要信息,能轻易确定肺间质病变、晚期 COPD 和肺气肿。这一方法也有助于鉴别 PVOD 的疑似病例。当出现间质性水肿、弥散性中央毛玻璃样浑浊改变以及小叶间隔增厚时,提示 PVOD。在这种疾病中,CT 扫描也可出现淋巴结肿大和胸腔积液。弥散性双侧小叶间隔膜增厚伴随小叶中心局限性结节状浑浊,有助于诊断肺毛细血管血管瘤。

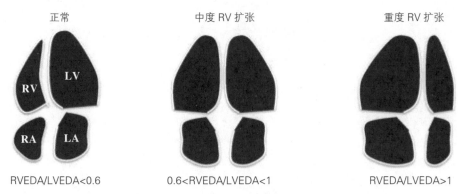

正常　　　　　　　　中度 RV 扩张　　　　　　重度 RV 扩张

RVEDA/LVEDA<0.6　　0.6<RVEDA/LVEDA<1　　　RVEDA/LVEDA>1

图 2-8　超声心动图可见的右心室扩张评估
右心衰竭的主要征象是增大,RVEDA 右室舒张末面积;LVEDA 左室舒张末面积

右心导管术

在ICU外

确诊 PAH 时,右心导管术是必要的,可用于排除其他原因的 PH,尤其是后毛细血管性 PH。右心导管术也是唯一方式,用于检测肺血管对血管舒张剂反应性和评估后续长期疗效。在门诊,经验丰富的中心内 RHC 并发症发生率低[23]。一项评估 7 218 例 RHC 手术的研究中,并发症发生率是 1.1%(IC 0.8~1.3)。主要是血管穿刺困难、心律失常或低血压。报道的 4 例死亡中仅 1 例和 RHC 直接相关。RHC 必须分阶段测定 SaO_2、RAP、RV 压、PAP(收缩、舒张和平均)、PA 楔压(能反映左房压)、心输出量、心指数和肺血管阻力。RHC 诊断 PAH 的标准总结于表 2-7。在诊断时,NYHA Ⅰ ~ Ⅱ级患者 mPAP 是 50 ± 17 mmHg 以及 NYHA Ⅲ ~ Ⅳ级患者 mPAP 56 ± 15 mmHg[12]。

表 2-7　RHC 诊断 PAH 的标准

静息状态下 mPAP>25 mmHg

肺动脉楔压（PAwP）<15 mmHg

肺血管阻力（[mPAP~PAwP]/CO）>3 伍德单位

PawP>15 mmHg 结合 dPAP-PawP 压差 >10 mmHg 可以从动脉和静脉原因引起的 PAH 患者中
看到

---

mPAP 平均肺动脉压 , dPAP 肺动脉收缩压

　　RHC 能用于 PVOD 的诊断。当导管尖端处于楔位，注入生理盐水能导致压力明显增加，随后下降很慢。这一现象是由于心导管和闭塞静脉之间的生理盐水潴留造成的。如果能记录到楔压（这可能比较困难），而毛细血管压力是高的，那么低值也有意义。这能通过 dPAP 和 PAwP 差异间接评估。

　　所有疑似 PAH 的病例必须实施血管反应性测试。这个检测的目的是为了确认患者能从选择性或非选择性肺血管舒张剂中获益。IPAH 血管反应性测试阳性频率比非其他类型 PAH 更高。测试一般在 RHC 术中进行。通常静脉用依前列醇以 2~10 ng/（kg·min）的剂量 IV（每间隔 15 min 剂量增加 2 ng/（kg·min），或腺苷酸以 50~250 μg/（kg·min）的剂量 IV（每 2 min 增加 50 μg/（kg·min），或吸入一氧化氮（nitric oxide，NO）以（10~80）×10^{-6}（固定剂量，不需要增加剂量），吸入 NO 是最好的药物选择，因其对肺血管具有高选择性，在临床实践中，吸入 NO（24~40）×10^{-6} 的剂量超过 5 min，这一时间刚好开始测量新 RHC，同时 NO 继续给药。如果 mPAP 下降 10 mmHg 同时绝对值低于 40 mmHg，不伴心输出量下降，则阳性反应。对于非 IPAH 的患者，阳性反应出现可能较低。万一左室充盈压力增加，这个测试是有害的（表 2-7）。

在ICU中

　　RHC 在失代偿患者中是危险的，而且，失代偿患者有短暂 PA 压力增高，因此，压力指标难以解释。这种病例中，相比 PAP 的绝对值，血管反应性测试阳性更为重要。在 ICU，严重 PAH 患者，RHC 实施困难[24]。尽管存在种种限制，ICU 患者中，RHC 对 IPAH 疑似病例的诊断仍是必需的。

预后（表2-8）

预后取决于右心衰竭和病原学的严重程度。最差的预后见于和硬皮病相关PAH。无论何种原因,选择肺血管扩张剂治疗(有指征时)有利于改善后果[25]。

表 2-8　PAH 不良预后的决定因素

是否有右心衰竭的临床证据
临床症状快速进展
晕厥
NYHA 功能分级 = III-IV 级
6 min 步行测试 <300 m
峰值 O_2 耗量 <12 mL/（kg·min）
血浆 BNP 或 NT-proBNP 水平明显增加
超声心动图发现：TAPSE<15 mm 和 / 或心包积液
右心导管发现：RAP>15 mmHg 或 CI<2 L/（min·m^2）

NYHA 纽约心脏协会；BNP 脑钠肽；TAPSE 三尖瓣环收缩期偏移；RAP 右心房压

治疗（图2-9）

在ICU外

一般措施：氧疗、肺水肿和 / 或右心衰竭病例用利尿剂、抗凝剂和地高辛以防心律失常。怀孕、高海拔旅行和体力活动通常是禁忌的。

针对性治疗(表 2-9)：钙通道阻断剂、选择性内皮素抑制剂(ERA)、前列环素类似物和 5 型磷酸二酯酶抑制剂(IPDE)。利奥西呱是一种可溶的鸟苷酸环化酶刺激剂,III 期(PATENT-1 试验)研究显示可显著改善 12 周后的运动能力,这种物质能改善患者 6 min 步行距离,无论他们没有接受其他治疗,或接受了内皮素受体拮抗剂或前列环素治疗。还能显著改善肺血管阻力、NT-proBNP 水平、WHO 功能分级、临床恶化时间和呼吸困难评分[26]。

近来里奥双胍对于血栓栓塞性 PH 病例的结果令人鼓舞[27]。在过去,大多数研究所涉治疗罗列于表 2-9,它们是以运动能力为主要研究终点的短期试验。马西替坦是一种新型口服双重(ETA 和 ETB)内皮素受体拮抗剂。近来,Ⅲ期 SERAPHIN 实验招募了 742 例患者,以一个长期试验对比安慰剂、马西替坦 3 mg 和马西替坦 10 mg。这是迄今为止最大的比较有前景的 PAH 研究,在这个试验中,马西替坦显著降低 PAH 患者的发病率和死亡率[28]。

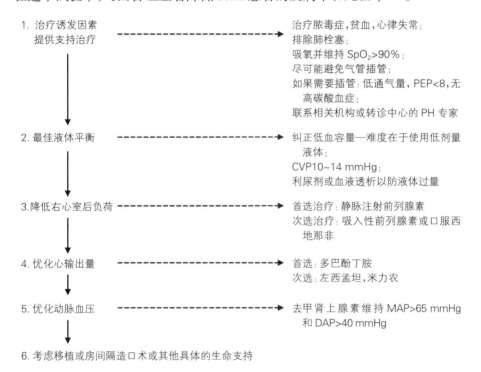

1. 治疗诱发因素提供支持治疗 ------→ 治疗脓毒症,贫血,心律失常;
排除肺栓塞;
吸氧并维持 SpO_2>90%;
尽可能避免气管插管;
如果需要插管:低通气量,PEP<8,无高碳酸血症;
联系相关机构或转诊中心的 PH 专家

2. 最佳液体平衡 ------→ 纠正低血容量—难度在于使用低剂量液体;
CVP10~14 mmHg;
利尿剂或血液透析以防液体过量

3. 降低右心室后负荷 ------→ 首选治疗:静脉注射前列腺素
次选治疗:吸入性前列腺素或口服西地那非

4. 优化心输出量 ------→ 首选:多巴酚丁胺
次选:左西孟坦,米力农

5. 优化动脉血压 ------→ 去甲肾上腺素维持 MAP>65 mmHg 和 DAP>40 mmHg

6. 考虑移植或房间隔造口术或其他具体的生命支持

图 2-9　ICU 患者失代偿性 PAH 的综合处理方法[15]
CVP 中心静脉压, VT 潮气量, IV 静脉内,
PEP 呼气正压通气压, MAP 平均动脉压, DAP 舒张期动脉压

在ICU病房（图2-9）

主要目标是预防和治疗右心衰竭。原则包括:使用血管扩张剂降低肺血管阻力(PVR)。吸氧限制缺氧性肺血管收缩,控制动脉收缩压以确保冠脉血供,使用强心剂,纠正心律失常。在 ICU 中,没有通行的治疗法则。每种治疗选择都是个体化的。贫血应该纠正血红蛋白至 >10 g/dL。

表 2-9　按照 WHO 功能分级,对 PAH 1 级特殊药物治疗、球囊房间隔
造口术和肺移植疗效建议。源自[5]

措施 / 治疗	推荐分级		
	WHO-FC Ⅱ	WHO-FC Ⅲ	WHO-FC Ⅳ
钙通道阻滞剂	I-Cª	I-Cª	—
内皮素受体拮抗剂(ERA)			
安倍生坦	I-A	I-A	Ⅱa-C
波生坦	I-A	I-A	Ⅱa-C
西他生坦 ᵇ	Ⅱa-C	I-A	Ⅱa-C
马西替坦——对于 PAH 和血栓栓塞性 PH 的治疗很有前景	暂无具体推荐		
5 型磷酸二酯酶抑制剂			
西地那非	I-A	I-A	Ⅱa-C
他达拉非	I-B	I-B	Ⅱa-C
前列腺素类			
贝前列素		Ⅱb-B	
依前列醇(静脉内)	—	I-A	I-A
伊洛前列素(吸入)	—	I-A	Ⅱa-C
伊洛前列素(静脉用)	—	Ⅱa-C	Ⅱa-C
曲前列环素(皮下)	—	I-B	Ⅱa-C
曲前列环素(静脉用)	—	Ⅱa-C	Ⅱa-C
曲前列环素(吸入)	—	I-B	Ⅱa-C
可溶性鸟苷酸环化酶激动剂	—		
利奥西呱——对 PAH 很有前景	暂无具体推荐		
初始药物联合治疗	—		Ⅱa-C
后续药物联合治疗	Ⅱa-C	Ⅱa-B	Ⅱa-B
球囊房间隔造口术	—	I—C	I—C
肺移植	—	I—C	I—C

ª 仅限于血管反应测试阳性

ᵇ 因导致严重的、无法预期的不良反应(肝毒性),2010 年已经停用西他生坦

机械通气能增加 PVR,故而可能是有害的。高水平呼气正压(PEP)也能增加 PVR、RV 后负荷和肺动脉压(PAP)。相反,高碳酸血症能增加 PVR 50%。如果患者已气管插管,机械通气的调整是关键但困难的。基本原则是:低潮气量和 PEP(3~8 cmH$_2$O)是必需的,而应及时纠正高碳酸血症。

及时纠正低血容量,但这种情况下,容量评估是困难的。在低血容量情况下,通过快速输液评估液体反应性在逻辑上可行,尚缺乏论证。动态指标无法用于 PH 病例[29]。最佳 CVP 为 10~14 mmHg[30]。

为了维持心输出量,常常需要联合使用升压药和强心剂。研究发现,多巴酚丁胺是 PH 最好的强心剂,低剂量(5 µg/kg·min)能降低 PVR 和 PAP,中度增加心血输出量。因为会诱发心动过速且不降低 RVP,所以不推荐更高剂量。在失代偿 PH,因全身炎症反应综合征所致的全身血管扩张较为常见。脓毒症会使这种情况会更恶化。全身血管扩张以低舒张压为特征,而舒张压是冠状动脉供血的决定因素。因此,低舒张压(>40~50 mmHg)[31]可以诱发功能性心肌缺血,从而使 RV 功能更糟。在这种情况下,可以选择去甲肾上腺素,因其可收缩全身血管,但不影响冠脉血流。MAP 目标是经典的 65~75 mmHg[32]。可用左西孟旦,但剂量应个体化,此药具有全身性低血压的风险。静脉注射米力农能引起低血压,要限制适应证(表 2-9)。

对于失代偿性 PAH,使用选择性肺血管扩张剂降低 RV 后负荷是合理的[14]。可供选择的药物、剂量、作用持续时间和不良反应如表 2-10 所示。

内皮素受体拮抗剂在 ICU 的使用尚未得到验证,静脉给药可引起严重低血压,限制了在不稳定患者中的使用。

剂量为(5~40)× 10^{-6} 范围内吸入 NO 可降低 PAP 和提高 RV 功能,但一定使用局限:反弹效应、高铁血红蛋白血症和价格昂贵。此外,在 ARDS 的患者中,有益疗效持续时间不超过 72 h。NO 的治疗效果下降可能因为 NO 有促炎活性,持续暴露能导致氧化损伤和蛋白亚硝基化。至今,就我们所知,没有 NO 在 PAH 患者中长期疗效评估。

吸入依前列醇(Flolan®)可引起显著肺血管扩张,不伴全身效应。通过雾化装置中的自动注射器以 12.5~50 ng/(kg·min)的剂量持续输入呼吸回路或面罩是可行的。静脉用依前列醇的起始剂量为 1 ng/(kg·min),根据

表 2-10　在 ICU 使用肺血管扩张剂会降低 PVR,源自[14]

药　物	剂　量	作用持续时间 /min	不良反应
静脉			
环前列腺素(依前列醇)	始于 1 ng/(kg·min),根据效果,2 ng/(kg·min)逐渐增量	3~5	低血压,加重缺氧,抗血小板效应,头痛,皮肤发红,恶心,腹泻
伊洛前列素	1~5 ng/(kg·min)	30	同上
吸入			
环前列腺素(依前列醇)	0.2~0.3 ml/min(质量浓度为 10~20 μg/ml)雾化呼吸机回路吸气管路	3~5	低血压较少,改善氧合
伊洛前列素	2.5~5 μg,6~9 次 / 天,1 mg/ml 进入呼吸回路或 0.2~0.3 ml/min,经面罩吸入 10~20 min	30 min	同上,加支气管痉挛
一氧化氮	(5~80)×10^{-6},持续给予	15~30 s	高铁血红蛋白症
口服			
西地那非	0.25~0.75 mg/(kg·4 h)	3~4 h	偶见低血压和反常缺氧

临床效果滴定增量至 2 ng/(kg·min)。前列腺素类药物的静脉给药仅限于 ICU,那是因为可能导致严重的全身反应:低血压、加重缺氧、恶心、头痛、皮肤发红、腹泻和抗血小板效果。

　　静脉注射伊洛前列素(Iloprost®)一直用于 ICU 术后患者,剂量为 2 μg/kg,超过 20 min。治疗效果和不良反应与依前列醇相似。一项研究显示,对血流动力学的效应短(20 min)限制了它的使用[34],不过,另外一个研究发现在 ARDS 患者中,它的效果可以持续 2h[35]。近期的一个研究在 8 名 PAH 功能分级Ⅳ级、伴右心衰竭的患者中施行,其中 4 人是肺移植的人选。研究结果显示,吸入伊洛前列素加口服西地那非是依前列醇的替代[36]。

　　根据文献报道,西地那非在 ICU 严重病例中的使用非常有效,首次剂量为 20~50 mg,之后以 25 mg/8 h 维持。口服 15 min 起效,30~60 min 达到作用高峰。静脉注射西地那非,以 2 mg/h 和 9 mg/h 的速度给药 20 min 后,血药浓度分别达到 100 ng/L 和 300 ng/L(等同于口服 25 mg 和 50 mg 后的血药浓度峰值),导致 mPAP［−7.4 mmHg 或−16.9%（9.2）$p<0.001$］和 PVR［−188.8 dyn/（s・cm^2）或−25.1%（11.4）$p<0.001$］明显下降。

急性加重的对因治疗是基础,尤其有脓毒症时。对内科治疗失败的病例,间隔造口术、体外膜肺生命支持和移植应该在转诊中心讨论,只针对死亡率非常高的精心选择的人群。

结论

选择性肺血管扩张剂和高度专业治疗团队的管理,使 PAH 的预后在过去 10 年持续改善。在 ICU 患者中, PAH 仍是一种严重的高死亡率疾病。当怀疑是 PAH 时,系统的诊断方法尤其重要,以便能快速排出左心、血栓栓塞和肺原因所致的 PH。左心疾病是 PH 最常见的原因,PAH 的早期诊断能快速开始选择性肺血管扩张剂,改善预后。特发性 PAH 是最常见的原因,但也和硬皮病、HIV 感染、anorexigen 中毒、甲状腺疾病和肝硬化相关。肺血管扩张剂只是一般治疗的一部分。一般治疗还包括诱因治疗、优化液体平衡、在维持心输出量和平均动脉压同时使用肺血管扩张剂降低 RV 后负荷。PH 转诊中心或专业医师的早期接触尤其重要。

参考文献

［1］ McLaughlin VV, Shillington A, Rich S. (2002) Survival in primary pulmonary hypertension: the impact of epoprostenol therapy. Circulation 106:1477−1482.

［2］ Vieillard−Baron A, Price LC, Matthay MA. (2013) Acute cor pulmonale in ARDS. Intensive Care Med 39:1836−1838.

［3］ Jardin F, Vieillard−Baron A. (2009) Acute cor pulmonale. Curr Opin Crit Care 15:67−70.

［4］ Simonneau G, Robbins IM, Beghetti M, et al. (2009) Updated clinical classification of pulmonary hypertension. J Am Coll Cardiol 54:S43−S54.

［5］ Galie N, Hoeper MM, Humbert M, et al. (2009) Guidelines for the diagnosis and treatment of pulmonary hypertension: the Task Force for the Diagnosis and Treatment of Pulmonary Hypertension of the European Society of Cardiology (ESC) and the European Respiratory Society (ERS), endorsed by the International Society of Heart and Lung Transplantation (ISHLT). Eur Heart J 30:2493−2537.

［6］　Hatano S, Strasser T. (1973) Primary pulmonary hypertension. Report on a WHO meeting. World Health Organization, Geneva, 15−17 Oct 1973.

［7］　Fishman AP. (2001) Clinical classification of pulmonary hypertension. Clin Chest Med 22:385−391, vii.

［8］　Simonneau G, Galie N, Rubin LJ, et al. (2004) Clinical classification of pulmonary hypertension. J Am Coll Cardiol 43:5S−12S.

［9］　McLaughlin VV, Archer SL, Badesch DB, et al. (2009) ACCF/AHA 2009 expert consensus document on pulmonary hypertension: a report of the American College of Cardiology Foundation Task Force on Expert Consensus Documents and the American Heart Association: developed in collaboration with the American College of Chest Physicians, American Thoracic Society, Inc., and the Pulmonary Hypertension Association. Circulation 119:2250−2294.

［10］　Gabbay E, Reed A, Williams TJ. (2007) Assessment and treatment of pulmonary arterial hypertension: an Australian perspective in 2006. Intern Med J 37:38−48.

［11］　Peacock AJ, Murphy NF, McMurray JJ, et al. (2007) An epidemiological study of pulmonary arterial hypertension. Eur Respir J 30:104−109.

［12］　Humbert M, Sitbon O, Chaouat A, et al. (2006) Pulmonary arterial hypertension in France: results from a national registry. Am J Respir Crit Care Med 173:1023−1030.

［13］　Humbert M, Sitbon O, Yaici A, et al. (2010) Survival in incident and prevalent cohorts of patients with pulmonary arterial hypertension. Eur Respir J 36:549−555.

［14］　Price LC, Wort SJ, Finney SJ, et al. (2010) Pulmonary vascular and right ventricular dysfunction in adult critical care: current and emerging options for management: a systematic literature review. Crit Care 14:R169.

［15］　Hoeper MM, Granton J. (2011) Intensive care unit management of patients with severe pulmonary hypertension and right heart failure. Am J Respir Crit Care Med 184:1114−1124.

［16］　Tsapenko MV, Herasevich V, Mour GK, et al. (2013) Severe sepsis and septic shock in patients with 56 L. Muller. pre−existing non−cardiac pulmonary hypertension: contemporary management and outcomes. Crit Care Resuscitation 15:103−109.

［17］　Rich S, Dantzker DR, Ayres SM, et al (1987) Primary pulmonary hypertension. A national prospective study. Ann Intern Med 107:216−223.

［18］　Quintard H, Philip I, Ichai C. (2011) French survey on current use of ultrasound in the critical care unit: ECHOREA. Ann Fr Anesth Reanim 30:e69−e73.

［19］　Joseph MX, Disney PJ, Da Costa R, et al. (2004) Transthoracic echocardiography to identify or exclude cardiac cause of shock. Chest 126:1592−1597.

［20］　Mayo PH, Beaulieu Y, Doelken P, et al. (2009) American College of Chest Physicians/La Societe de Reanimation de Langue Francaise statement on competence in critical care ultrasonography. Chest 135:1050−1060.

［21］　Vieillard−Baron A. (2009) Assessment of right ventricular function. Curr Opin Crit Care 15:254−260.

［22］ Vieillard-Baron A, Charron C, Chergui K, et al. (2006) Bedside echocardiographic evaluation of hemodynamics in sepsis: is a qualitative evaluation sufficient? Intensive Care Med 32:1547-1552.

［23］ Hoeper MM, Lee SH, Voswinckel R, et al. (2006) Complications of right heart catheterization procedures in patients with pulmonary hypertension in experienced centers. J Am Coll Cardiol 48:2546-2552.

［24］ Lefrant JY, Muller L, Bruelle P, et al. (2000) Insertion time of the pulmonary artery catheter in critically ill patients. Crit Care Med 28:355-359.

［25］ Galie N, Manes A, Negro L, et al. (2009) A metaanalysis of randomized controlled trials in pulmonary arterial hypertension. Eur Heart J 30:394-403.

［26］ Ghofrani HA, Galie N, Grimminger F, et al. (2013) Riociguat for the treatment of pulmonary arterial hypertension. N Engl J Med 369:330-340.

［27］ Ghofrani HA, D'Armini AM, Grimminger F, et al. (2013) Riociguat for the treatment of chronic thromboembolic pulmonary hypertension. N Engl J Med 369:319-329.

［28］ Pulido T, Adzerikho I, Channick RN, et al. (2013) Macitentan and morbidity and mortality in pulmonary arterial hypertension. N Engl J Med 369:809-818.

［29］ Mahjoub Y, Pila C, Friggeri A, et al. (2009) Assessing fluid responsiveness in critically ill patients: false-positive pulse pressure variation is detected by Doppler echocardiographic evaluation of the right ventricle. Crit Care Med 37:2570-2575.

［30］ Tsapenko MV, Tsapenko AV, Comfere TB, et al. (2008) Arterial pulmonary hypertension in noncardiac intensive care unit. Vasc Health Risk Manage 4:1043-1060.

［31］ Benchekroune S, Karpati PC, Berton C, et al. (2008) Diastolic arterial blood pressure: a reliable early predictor of survival in human septic shock. J Trauma 64:1188-1195.

［32］ Antonelli M, Levy M, Andrews PJ, et al. (2006) Hemodynamic monitoring in shock and implications for management. International Consensus Conference, Paris, France,27-28 Apr 2006. Intensive Care Med 33:575—590 Pulmonary Arterial Hypertension in Intensive Care Unit 57.

［33］ Griffiths MJ, Evans TW. (2005) Inhaled nitric oxide therapy in adults. N Engl J Med 353:2683-2695.

［34］ Schenk P, Petkov V, Madl C, et al. (2001) Aerosolized iloprost therapy could not replace long-term IV epoprostenol (prostacyclin) administration in severe pulmonary hypertension. Chest 119:296-300.

［35］ Sawheny E, Ellis AL, Kinasewitz GT. (2013) Iloprost improves gas exchange in patients with pulmonary hypertension and ARDS. Chest 144:55-62.

［36］ Lopez-Meseguer M, Berastegui C, Monforte V, et al. (2013) Inhaled iloprost plus oral sildenafil in patients with severe pulmonary arterial hypertension delays the need for lung transplantation. Transplant Proc 45:2347-2350.

［37］ Suntharalingam J, Hughes RJ, Goldsmith K, et al. (2007) Acute haemodynamic responses to inhaled nitric oxide and intravenous sildenafil in distal chronic thromboembolic pulmonary hypertension (CTEPH). Vascul Pharmacol 46:449-455.

第三部分　感染性疾病

ICU中的类圆线虫病

Laurent Zieleskiewicz、Laurent Chiche、Stéphane Donati、Renaud Piarroux

要点

- 类圆线虫病是一种流行性疾病,无特殊症状的特性使我们低估了它的普遍性。
- 播散性"恶性"类圆线虫病相关死亡率高达 80%。
- 这种特殊形式可与所有免疫缺陷有关,但大多数为皮质激素治疗者,因为皮质激素直接影响了线虫的生物学。
- 启动皮质激素治疗有可能危及一个无症状感染类圆线虫病的患者,甚至只是低剂量和抗寄生虫治疗后。
- 伊维菌素是类圆线虫病感染和播散的治疗选择。

介绍

类圆线虫病是一种由粪类圆线虫感染引起的寄生虫病,该寄生虫是一种导致全球数百万人感染的肠道线虫。虽然在大多数病例,这种感染是无症状的,但在特定的临床情境下则可转变成暴发形式。对重症医师而言,有必要知道如何识别这种"恶性"形式,因为即便治疗,仍频频致死。尤其重要的是,重症医师应该防止那些住院重症监护的慢性寄生虫携带者发病。由于存在直接寄生周期无须通过外部媒介,受到感染的患者可一生都无症状带菌,并且到热带地区旅行一次就足以受到感染。由于个体流动性的增加,增加的迁徙流动和存在大量可导致免疫力降低的状况,重症医师在治疗决策中考虑到有关寄生虫的风险是重要的。

流行病学和寄生周期

　　类圆线虫病的聚集流行以往仅限于赤道区域,但在温带地区如西班牙地中海沿岸也曾有报道。人类通常经皮肤途径,通过光脚走在人类粪便和藏匿着粪类圆线虫幼虫污染的土壤被感染。摄入或洗浴被污染的水也是感染机制。粪类圆线虫通过几种途径来完成生命周期(图3-1),实际上,这种寄生虫的生命周期可包括在外环境中的自生期,它的有性繁殖甚至也在此期发生。然而,与此相反的是这种生命周期也可以完整地在人体内进行,幼虫进入肠道后可直接穿过肠道黏膜和肛门周围的皮肤进入血液循环。这种短周期的存在表现为重复感染,并可解释那些几十年前就离开疫区的患者成为慢性寄生虫携带者的可能性。因此,一个患者可持续感染并且终身症状轻微,直至最终免疫力降低而引发感染播散。

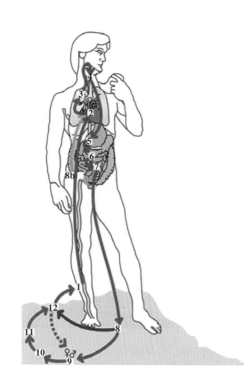

图3-1　**类圆线虫病生命周期的不同步骤**

1. 类圆线虫幼虫(丝状蚴)穿过皮肤进入血液循环。2. 类圆线虫幼虫(丝状蚴)到达右心。3. 类圆线虫幼虫(丝状蚴)进入肺泡被咳嗽排出。4. 类圆线虫幼虫(丝状蚴)到达气管食管联合被吞咽。5. 类圆线虫幼虫(丝状蚴)在通过幽门后转变成孤雌生殖性雌虫。6. 孤雌生殖性雌虫在肠内产卵。7. 这些卵进化为"第一代"杆状蚴。8. "第一代"杆状蚴被排出体外(粪便中),或者8b:"第一代"杆状蚴在肠内转变成丝状蚴然后穿过肠壁进入血液循环。9. "第一代"杆状蚴转变成有性生殖的成虫(雄虫和雌虫)。10. 受孕的雌虫在体外产卵。11. 这些卵进化为"第二代"杆状蚴。12. "第二代"杆状蚴转变成丝状蚴。类圆线虫病的不同周期。▬▬▬▬ 类圆线虫病的体外有性期(异型的)。▬ ▬ ▬ 体外有性繁殖:类圆线虫幼虫无须进入人体可转变成丝状蚴。▬▬▬▬ 体外无性周期:"第一代"杆状蚴被排于粪便中能直接转变成丝状蚴,如果外环境不适宜它们不感染人体,或者发展为有性成虫。▬▬▬▬ 内源性无性自身感染周期:"第一代"杆状蚴在肠道内能直接转变成丝状蚴并进入血液循环。这种周期可解释该疾病的持续感染

定义和临床形式

　　在感染初期,最常见的体征来自皮肤(寄生虫入口的周围)、消化道和呼吸道。以慢性形式存在者通常无症状,但可观察到消化道、呼吸道(假性哮喘)、皮肤(幼虫迁移)和生物学上的(嗜酸性粒细胞增多)这些征象。播散性("恶性")类圆线虫病发生于当使用皮质激素治疗或者当患者主要是细胞免疫功能下降等不同情况。

　　但有时也包括体液免疫,所有类型的免疫均参与对抗寄生虫。这是该病最严重的表现形式,有近80%的死亡率,以通常不参与寄生循环的幼虫入侵人体器官为特征。很多临床表现取决于受累的器官,以腹部为例,除了通常的功能紊乱征象,消化道出血、小肠或结肠溃疡、梗阻综合征及吸收不良也有发生。从呼吸的角度来看,自与类圆线虫在组织迁移相对应的症状至严重急性呼吸窘迫综合征伴肺泡内出血均可发生。皮肤可见到脐周紫癜,这是播散性类圆线虫病的特征性临床征象(图3-2)。

　　无菌性或细菌性脑膜炎或脑膜脑炎的病例也有描述,许多其他器官如肝脏、膀胱、胰腺和肾脏也可被寄生虫感染。菌血症常常与播散性类圆线虫病伴随,与细菌易位和寄生虫易位相伴有关。

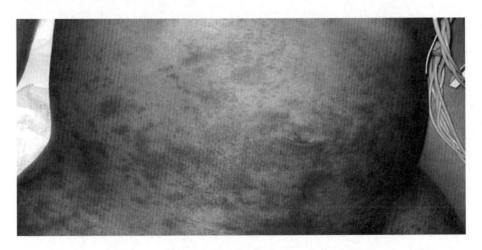

图3-2　脐周紫癜是播散性类圆线虫病的一种体征

播散性类圆线虫病的危险因素

体液免疫和细胞免疫均参与控制寄生虫的感染,但 T 淋巴细胞和 Th2 辅助细胞介导的细胞免疫则起主要作用。糖皮质激素的作用仅部分地与免疫抑制效应有关,因为它也通过诱导患者肠道中的感染性类圆线虫幼虫(丝状蚴)的产生直接影响寄生虫的代谢(通过在寄生虫上表达激素受体直接激活寄生虫和杆状蚴的转变),因此,糖皮质激素是最常见的诱发因素。可以分为内源性和外源性的。虽然疗程和剂量各异,但有报道的病例疗程少于10 天且使用剂量很低。除了对寄生虫的直接作用,糖皮质激素通过抑制多形核嗜酸性粒细胞的产生、降低淋巴细胞的活化和诱导 Th 细胞的凋亡作用于宿主防御,因此,使用皮质激素对有这种背景的患者,被认为是一项独立的危险因素。对感染性休克患者使用替代剂量的氢化可的松,有很大潜在理论风险,使用时应注意:筛查、使用伊维菌素进行去污。许多免疫抑制化学治疗被认为是播散性类圆线虫病的元凶(长春花碱、环磷酰胺、甲氨蝶呤)。然而,大多数病例与皮质激素治疗有关。环孢素似乎并不与播散型的发病率增加相关,有的学者甚至认为环孢素具有抗寄生虫的作用。

感染人类 T 细胞亲淋巴病毒 I 型(HTLV-1)常与类圆线虫病的发病有关,往往导致播散性发作,且与治疗失败有关。这很可能是由于 Th2 辅助细胞发生了改变。相比之下,在医学文献记载中仅有 40 例类圆线虫病患者同时合并HIV 感染,这很难证明 HIV 使类圆线虫易于播散。两种疾病的流行地区相同,两者的联系应当更加频繁。而且,许多 HIV 患者使用皮质激素来治疗肺孢子虫病,但并没有发展成播散性类圆线虫病。最后,发现一些播散性类圆线虫病患者没有严重的免疫抑制,但他们因糖尿病或营养不良所致。

在使患者暴露于危险境况前筛选该病的携带者

在重症监护病房中,风险主要来自于皮质激素治疗,无关剂量。由于在重症监护中对患者初始治疗的紧迫性,临床医师常常没有时间来等待生物检验的结果。因此,需根据患者的民族起源、到过那些地方、生活方式和消化系统症状来考虑感染此病的可能性及治疗的效益/风险比。比如,对于一个有风险的患者,考虑到有诱发播散性类圆线虫病的风险,使用氢化可的松替代治疗感染性休克可能带来的益处并不好。血清学检查、血细胞计数看是否有嗜酸性粒细胞增多及从粪便中查找寄生虫是诊断慢性感染的一些常规检查方法。嗜酸性粒细胞增多在高危患者中敏感性和特异性为93%,诊断的速度使其成为重症医师的有用检验。特定的技术应该用于粪便的寄生虫检查,否则会漏诊。因此,指示"查找寄生虫"在检验开始时是非常重要的,它可使实验室使用足够的方法,如 Baermann 法查找粪便中的幼虫。血清学检查可通过 ELISA 或 GPIA(凝胶粒子间接法)实施,敏感性 70%~98%,特异性接近 100%,包括免疫抑制患者。

播散性类圆线虫病的诊断

有慢性携带风险的患者(在疫区居住,甚至是很久以前)面临疾病播散的危险因素(尤其是皮质激素治疗),表现出异常严重的临床症状激发,应当怀疑播散性类圆线虫病。要下播散性类圆线虫病的诊断,就必须有寄生周期中正常寄生器官(如肺、肠)以外的寄生表现。应留取多种标本检验幼虫:支气管肺泡灌洗液、尿液、胃液、粪便和皮损处皮肤的活检。嗜酸性粒细胞增多不会持续存在但似乎与良好的预后相关。肠活检和纤维内镜下取标本在当前的临床实践中很少采用。

治疗

彻底清除寄生虫对防止疾病播散是必要的,一个幼虫的持续存在可导致某些情况下发生播散性类圆线虫病(图 3-3)。

可用药物

唑类,尤其是噻苯达唑,是第一个被使用的药物。按 25 mg/kg 体重的

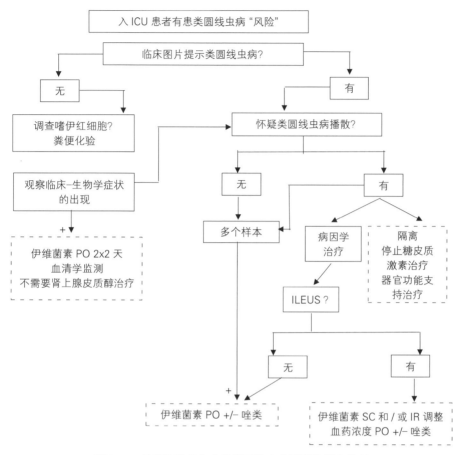

图 3-3　重症监护病房中的类圆线虫病诊断流程和处理

剂量给药,每日 2 次,共 3 天,对大约 70% 的病例有效,2 周后的重复治疗
对根除寄生虫是必要的。噻苯达唑有时对播散性类圆线虫病是有效的,尤
其是直肠内途径给药时,不良反应如恶心、不安、幻觉和神经精神问题很
常见(>95% 病例)。用阿苯达唑 400 mg/天,共用 3 天,有类似的功效和耐
受性。

　　在慢性患者的治疗中,伊维菌素似乎至少与阿苯达唑一样有效且有更
好的临床耐受性和更短疗程(2 天),常规剂量是单次剂量 200 μg/kg,这种疗
法也成功地应用于播散型。然而,在有麻痹性肠梗阻的患者(常为播散性疾
病),肠道吸收的量很小甚至不吸收。

　　没有肠外驱虫的方式。不过,经直肠内给药有时可获得良好的疗效[2]。

最近,一些学者[1]使用兽医的方法将伊维菌素经肠外途径(皮下)给药治疗播散性类圆线虫病,虽然这种治疗方式是可取的,尤其是对于有麻痹性肠梗阻的患者,但治疗失败的病例已有报道,且这种途径给药后的药代动力学不明。因此,发明一种盖伦式肠外给药方式显得迫在眉睫。

治疗策略

皮质激素治疗前已感染或可能感染的患者

应当考虑许多因素,尤其是皮质激素治疗的效益及迫切性。彻底根除寄生虫有时需要几个疗程的驱虫治疗,并且需要通过血细胞计数提示嗜酸性粒细胞数量下降及至少重复3次的粪便寄生虫检验来证实疗效,因此,整个清除的过程可能需要几周的时间。在皮质激素治疗前进行抗寄生虫治疗给了我们一个治疗安全的假象,因为已有在皮质激素治疗后疾病播散的病例报道。如果皮质激素治疗对一个存在风险的患者来说不是必需的,最明智的选择是进行抗寄生虫治疗,监测疗效、延迟或放弃皮质激素治疗。一个幼虫的持续存在可导致接受皮质激素治疗的患者发展成为播散性类圆线虫病。

播散性类圆线虫病患者

对这类患者没有正式的推荐或随机临床研究,因此,我们的建议基于已公布的临床病例和病理生理。初始治疗有赖于重复和延长疗程使用伊维菌素。由于自身感染的周期需持续2周,因此有的学者推荐持续治疗直至临床改善和标本检测结果阴性达15天以上。

如果患者存在吸收不良、麻痹性肠梗阻或者使用肌肉松弛剂(如ARDS患者),就采用直肠内或皮下途径给药,皮下给药途径似乎最为有效。然而,因存在神经毒性的风险[3],需要监测患者的这些体征(瞳孔放大、共济失调、震颤、昏迷）。监测伊维菌素的血药浓度很重要，在伊维菌素治疗失败的病例可能需要联合使用唑类。应积极针对肠道菌属进行预防性的抗微生物治疗，并根据随后的微生物标本结果调整用药。要注意检查患者是否发生脑膜炎，若有则治疗。皮质激素治疗应停止。患者需要隔离（健康保健人员戴手套和面罩进行防护）。患者家属需要追踪和接受治疗。其他有关的器官衰竭没有特殊的治疗措施，需要对患者进行标准的对症治疗。由于不良反应，使用活化蛋白 C 带来的益处尚不确定。

参考文献

[1]　Marty FM, Lowry CM, Rodriguez M, et al. (2005) Treatment of human disseminated strongyloi-diasis with a parenteral veterinary formulation of ivermectin. Clin Infect Dis 41:5-8.

[2]　Tarr PE, Miele PS, Peregoy KS, et al. (2003) Case report: rectal administration of ivermectin to a patient with Strongyloides hyperinfection syndrome. Am J Trop Med Hyg 68:453-455.

[3]　Turner SA, Maclean JD, Fleckenstein L, et al. (2005) Parenteral administration ofivermectin in a patient with disseminated strongyloidiasis. Am J Trop Med Hyg 73:911-914.

ICU中的登革热

Frédéric Potié、 Olivier Riou、 Marlène Knezynski

> **要点**
> - 登革热是一种热带病毒性疾病,在过去 25 年中出现过全球性复燃。
> - 该病的严重形式包括出血性登革热和登革休克综合征,表现为发热、血小板减少性大出血和毛细血管渗漏所致休克状态。
> - 该病没有有效的病原学治疗方法。
> - 治疗的本质包括处理休克和纠正出血问题。

介绍

登革热是一种热带病毒性疾病,在过去的 25 年中出现了全球性的复燃。自 20 世纪 50 年代在曼谷和马尼拉第一次有病例确诊以来,带毒蚊子和病毒在地理上的传播导致该病病例数成指数增长。

尽管这种疾病通常表现为一种良性发热,但也可出现两种更加严重的形式,即出血性登革热和登革休克综合征,它们与高死亡率相关,尤其是儿童患者,并且证实患者需要住 ICU 治疗。在急诊科或 ICU,如果一个患者曾在疫区居住过,又表现为发热合并血小板减少,应该会唤起大家对登革热的诊断。

在过去的 10 年里,登革热已成为主要的国际公共健康问题之一。而且,认为它是一种"被忽略的热带疾病",证实为世界卫生组织对此病的特殊行动计划。在 2002 年,全球年度登革热的病例数估计超过 1 亿,包括 25 万例出血性登革热和 2.5 万死亡病例。并且,在过去的几年里,报道的病例数持续呈指数增长,儿童的死亡率更高。

登革热在地理区域上的分布与带病毒的伊蚊传播有关,它们生活在热带或亚热带地区的城市、郊区和农村,所对应的区域包括 100 多个国家。因此,登革热危及全球超过 250 万公众的健康,另外,超过全球总人口一半居住在疫区,50岁以下人群感染的风险高出30倍(图3-4和图3-5)。全球变暖引起人们对这种蚊子栖所扩张的恐慌,同样,全球化及迁徙人口增加将增加病毒扩散风险。

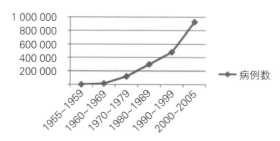

图3-4　年度全球向世界卫生组织报告的登革热病例数

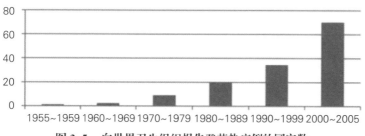

图3-5　向世界卫生组织报告登革热病例的国家数

成人和儿童均可被感染发生登革热,以后者为主。所有人群中的死亡率估计大约1%,但严重的类型如登革休克综合征死亡率则更高,范围从0.1%~10%。

病理生理学

病毒传播

登革热由虫媒病毒引起,由一种节肢动物——伊蚊传播。人类是该病毒的主要宿主,但一些灵长类动物也可被感染。该病毒属于黄病毒科家族,有四种不同的血清型(DEN1,DEN2,DEN3,DEN4)。

免疫

感染此病毒可获得持久的免疫力,但仅限于同一血清型。四种不同血清型间没有持久的交叉免疫。此外,不同血清型病毒的相继感染会增加该疾病发展为严重类型的风险。登革热更加严重的"二次"形式,有研究提示是由于第一次感染后机体获得的抗体推进所致。在疫区,大部分成人已获得免疫力,儿童感染登革热的风险是最高的,而在非疫区,成人和儿童同样易被登革热病毒感染。体液免疫(分泌 IgM 和 IgG)和细胞免疫(通过产生细胞因子,在毛细血管渗漏中起主要作用)都发挥作用。对管理该疾病的长远希望有赖于重组疫苗的发展,目前该疫苗正处于人体临床实验阶段。

病毒在人体的播散

和所有虫媒病毒一样,登革病毒有好侵犯小血管和中枢神经系统的倾向。当病毒由蚊虫叮咬入血后,它们在网状内皮系统进行繁殖后播散至全身。最显著的病理生理表现是血小板减少,一方面,抑制血小板的生成或分泌抗血小板抗体,增加内皮细胞的通透性,另一方面,启动机体的免疫反应。

毛细血管通透性增加导致血浆渗漏,这是由于受到病毒感染的靶向树突状细胞随着炎症过度分泌金属蛋白酶所致。

临床表现

临床症状

大多数时候,登革热是一种良性疾病,特征性表现是可自愈的急性疼痛性发热,有时甚至没有任何症状(图 3-6)。登革热的潜伏期为 3~14 天,通常为 4~7 天,急性期症状表现为一种流感样综合征:高热(≥ 39~40℃)、乏力、疲劳、剧烈头痛、偶尔有脑膜刺激征、寒战、肌痛和关节痛、弥散性腺病、红色斑疹、肝肿大。

然而,也有许多临床形式表现得更加严重甚至是致命的。这些严重的

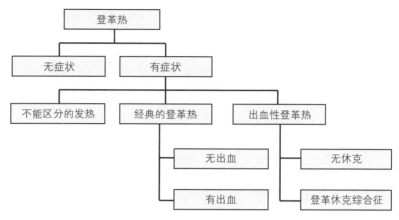

图 3-6 不同类型登革热的临床表现

形式包括出血性登革热(登革出血热)和登革休克综合征。这两种临床形式的登革热通常出现一段缓解期后的不同病程。临床体征提示凝血或出血相关问题(鼻出血或消化道出血、紫癜、呕血或黑便)。

世界卫生组织推荐,这些问题可通过止血带测试法来评估(表 3-1)。然而,还可有循环衰竭(低血压伴脉压下降、心动过速、皮肤花斑)或血浆渗漏(胸腔积液、腹水)的征象,罕见并发症如心肌炎、心包炎、肝炎、严重的神经系统问题(脑病、神经病变)和横纹肌溶解也可发生。

表 3-1 WHO 划分不同类型的登革热

临床类型	分期	症 状	生物学
单纯性登革热		与发热相关的两个或两个以上下列体征:头痛、肌痛、关节痛、眼眶痛	白细胞减少-偶尔 血小板减少-可能 没有血浆渗漏的证据
出血性登革热	I	上述体征 + 止血带测试法阳性	血小板减少 < 100×10^9/L 血细胞比容上升 ≥ 20%
出血性登革热	II	上述体征 + 自发性出血	血小板减少 < 100×10^9/L 血细胞比容上升 ≥ 20%
登革休克综合征	III	上述体征 + 循环衰竭(脉细速、脉压差小 < 20 mmHg)、神经症状	血小板减少 < 100×10^9/L 血细胞比容上升 ≥ 20%
登革休克综合征	IV	严重休克血压测不出	血小板减少 < 100×10^9/L 血细胞比容上升 ≥ 20%

止血带测试法是通过将测压袖带绑于上臂充气加压至收缩压和舒张压间保持 5 min,如果前臂皮肤出现瘀点 ≥ 10 个 /2.5 cm² 为阳性

生物学异常

尽管无症状或症状轻微者的生物学参数可能正常,但异常的生物学指标常包括:血小板减少、白细胞减少伴中性粒细胞减少或淋巴细胞减少、中等程度的肝酶和 LDH 升高、低钠血症等。

分类

临床和生物学征象之间的关联使得世界卫生组织根据病情的严重性将登革热划分为不同的类型(表 3-1)。这种简单的分类被设计成适用于拥有普通医疗设备的护理机构,而这种机构在疫区占据主要地位。然而,近来一些学者在寻求一种新的、更加合理的分类来修正血小板减少的阈值。

疾病的演变

通常,登革热的进展要经过一段持续将近 4 天的高热,随之出现快速的体温下降(退热)、并发症(图 3-7)。

经典的按时间顺序排列的登革热演变过程:

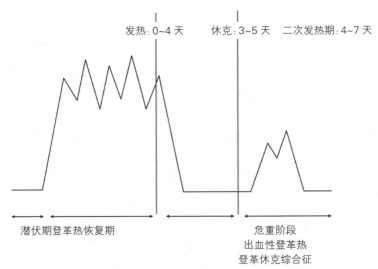

图 3-7　登革热不同阶段的时间表

诊断

登革热的确诊靠病毒培养，PCR 或血清学检验。前两种检验方法不常用于临床实践。因此，诊断基于血清学检验。血清学检验包括通过 ELISA 法检测 IgM 和 IgG，以及近来更常用的 NS1 抗原血症检测。ELISA 法检测 IgM 最常用，但需谨慎。这种检验在疾病初期结果往往呈阴性，而应该在起病后 4~5 天进行。临床表现不清晰的患者需重复检测。初次感染出现表现后第 4 天或第 5 天 IgM 升高，而 IgG 不升高直至病程第 7~10 天后。二次感染登革热病毒时 IgM 升高缓慢，而 IgG 较初次感染升高更迅速。在有相关类风湿因子或感染黄病毒者可呈假阳性。

NSI抗原

NSI 基因编码的一种糖蛋白产生于所有黄病毒并参与病毒复制。这种蛋白由受到感染的哺乳动物细胞产生，而非昆虫。它出现于有发热表现后的最初几天，然后减少，至起病第 5 天或第 6 天便检测不到。因此，使用 ELISA 法测定 NSI 抗原血症推荐用于早期诊断登革热（图 3-8 ）。

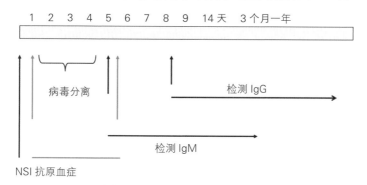

图 3-8　登革热的血清学诊断时间表

治疗

总体来说，登革热的处理主要有以下三方面措施：①灭蚊；②疫苗；③特殊的内科治疗。前两项由于超出本文的讨论范围就不在此讨论，但无论如何它们是国际主体或药物研究项目的重要领域,尤其疫苗的发展。关于第三项措施,当今尚无治疗登革热的特效抗病毒药。没有抗病毒药或治疗方法如皮质激素或卡巴克络(潜在地改善毛细血管渗漏)目前已被证明是有效的。因此,对症治疗成为治疗该病的基础。

单纯性登革热

退热治疗应首选对乙酰氨基酚,而要避免阿司匹林和非甾体类抗炎药,补液和休息是治疗Ⅰ型和Ⅱ型登革热的主要方法。

补液应优先考虑经口途径,如不能经口或经口补液不足者则考虑经静脉途径。WHO 提议使用生命体征(脉搏、血压、微分血压、尿量)和毛细血管血细胞比容作为治疗的临床监测。推荐使用晶体液以最初 6 mL/(kg·h)的速度进行补液,如症状改善,在接下来的 6~12 h 可减至 3 mL/(kg·h),如病情恶化则再增加至 10 mL/(kg·h)的速度持续补液 1 h[4-6]。

复杂性登革热

出血性登革热和登革休克综合征,也就是登革热分期的Ⅱ、Ⅲ和Ⅳ期(见表 3-1),需要收住 ICU 治疗。由于严重的病情、血流动力学的进展和血液学上的并发症,常常出现在退热期,因此,这一时期千万不能放松对患者的监测。

血流动力学的管理

WHO 提出了一些关于容量扩张的建议(图 3-9),这些建议有可行和可复制的优势,尽管一些作者批判它们基于经验而非任何真实的科学依据。这些建议的目的在于使那些地区间在方法和水平上差异巨大的医疗机构对患者的血流动力学管理趋于一致。WHO 推荐的方案是初始复苏使用晶体,对那些休克没有得到改善的患者提出使用右旋糖酐。

有一项研究对比使用三种液体(乳酸林格液®、右旋糖酐 70®和淀粉)在

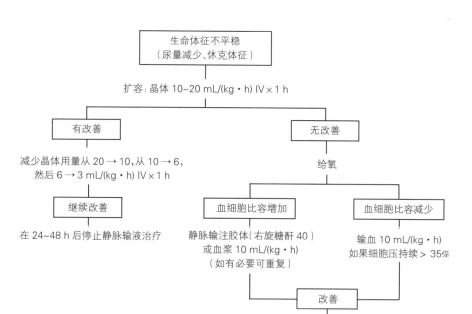

图 3-9　WHO 提出的针对登革热Ⅲ期和Ⅳ期患者的容量扩张决策

登革休克综合征中复苏的情况[3],显示在低血容量休克的早期阶段使用林格液®最有益,但如果需要使用胶体则淀粉较右旋糖酐略显优越且不良反应更少。其他治疗休克的方法与常规抗休克治疗措施相同(监测、使用血管加压胺或作用类似物等)。

通气

对呼吸衰竭的管理,无论是由于真正的急性呼吸窘迫综合征还是容量超负荷引起,与其他原因所致呼吸窘迫者处理相同。无创通气在儿童中被证实较单纯面罩给氧有效。

机械通气,如有必要,将遵循草案意见予以使用。

血液学上的管理

血小板的输注指征遵照通常的输血标准,也就是说,根据是否有出血的临床征象而非仅看血小板的数值。计划不予输注血小板,除非血小板减少低于 $30 \times 10^9/L$ 有出血和血小板低于 $10 \times 10^9/L$ 无出血,这些可能会作为讨论的基础。同样地,要使用浓缩红细胞、血浆和其他血制品均应根据每个患者的状态。有报道,抗-D 免疫球蛋白已成功地用于严重类型的出血性登革热。尽管有一些学者报道给有血小板减少的儿童使用皮质激素有效,但不推荐使用皮质激素来限制血小板减少[1]。同样,一些可能对凝血或出血起有利作用的物质,如活化重组因子Ⅶ、去氨加压素或氨甲环酸也不推荐使用。

其他措施

与登革休克综合征相关的许多临床并发症,如心肌炎、脑炎、肝衰竭、肾衰竭、弥散性血管内凝血或多器官衰竭,在 ICU 中治疗这些并发症需根据每一个病例的实际情况。尽管从理论上讲,病毒在人际间传播需要蚊子,但人与人之间通过伤口或暴露于受感染者血液被传播的病例已有报道。因此,应该对健康个人采取常规防护措施。

参考文献

[1] Panpanich R, Sornchai P, Kanjanaratanakorn K. (2006) Corticosteroids for treating dengue shock syndrome. Cochrane Database Syst Rev 19:3CD003488.

[2] Wilder-Smith A, Schwartz E. (2005) Dengue in travelers. N Engl J Med 353:924-932.

[3] Wills BA, Nguyen MD, Ha TL, et al. (2005) Comparison of three fluid solutions for resuscitation in dengue shock syndrome. N Engl J Med 353:877-889.

[4] World Health Organization. (1997) Dengue haemorrhagic fever: diagnosis, treatment, prevention and control. http://www.who.int/csr/resources/publications/dengue/Denguepublication/en/print.html . Accessed 13 Feb 2013.

[5] World Health Organization. (1999) Guidelines for treatment of dengue fever/dengue haemorrhagic fever in small hospitals. http://www.searo.who.int/LinkFiles/Dengue_Guideline-dengue.pdf . Accessed 13 Feb 2013.

[6] World Health Organization. (2006) Scientific working group report on dengue 1-5 October Geneva Switzerland. http://apps.who.int/tdr/svc/publications/tdr-research-publications/swg-report-dengue . Accessed 13 Feb 2013.

ICU中的基孔肯雅病

Olivier Riou、Marlène Knezynski、Frédéric Potie

要点

- 基孔肯雅病是一种由虫媒病毒引起的热带感染性疾病,分布区域也可延伸至欧洲南部和美国。
- 该疾病的死亡率估计达 1/1 000。
- 该疾病的严重类型包括脑膜脑炎、吉兰-巴雷综合征、肝炎和心肌炎。
- 治疗纯粹是对症治疗。
- 预防这种疾病的疫苗目前正在研发中。

介绍

基孔肯雅病是一种热带感染性疾病,它是由披膜病毒科、甲病毒属的虫媒病毒感染所引起。该病由伊蚊属的蚊子传播,它的名字来源于马孔德语,有"令骨头弯曲的疾病"或"使人弯曲的疾病"的意思,因为基孔肯雅病给受到感染的患者带来特征性的弯曲外观。

流行病学

基孔肯雅病毒是 1952 年在坦桑尼亚流行时首次发现,经典的基孔肯雅病流行地区包括非洲、印度和东南亚。2005—2006 年,印度洋中的岛屿都受到这种病毒强烈传播的影响。2006 年,该病毒在印度的流行影响超过 140 万人。2007 年,该病毒首次在非热带地区流行。在意大利,从一个来自印度的先证病例和能够在法国南部和美国一些地区找到的涉及此病的白蚊伊蚊,提示感染区域扩散的可能[2]。

传播

传播媒介

好几种蚊子可以传播基孔肯雅病,但迄今为止只确认埃及伊蚊和白蚊伊蚊由于适应人类居住环境,为病毒携带者。雌性伊蚊通过叮咬被感染后处于病毒血症期(临床诊断前 5 天持续至临床诊断后 7 天)的人类或动物而感染。蚊子是一种昼夜活动的病毒携带者,活动高峰为每日的早晨和晚上。

院内传播

可通过输血或移植而院内传播。也有一例报道住院病例因意外接触血液而院内感染。

母婴传播

这是在拉-留尼汪岛[3]和印度流行时观察到的。如果婴儿在病毒血症期出生,感染风险尤其高。

病理生理学

病毒在巨噬细胞内进行复制,但可以从许多器官中分离到:支气管黏膜、神经胶质细胞、心肌细胞、枯否细胞、胆道、肾脏。病毒也感染"黏附"细胞,如内皮细胞、上皮细胞、成纤维细胞等。

基孔肯雅病毒可以发生变异,以利于它在带菌者周期中的发展或利于对特定器官的攻击(神经毒力、肝炎等)。

临床

该疾病存在无症状型,2006 年在留尼汪岛和马约特岛进行的血清普查研究中估计无症状感染者达 13%,而在泰国的研究则达 35%。

典型临床表现

通常情况下,经过 2~10 天的潜伏期后,将出现高热,有时体温高达 40℃以上,持续 3~5 天。发热 2~5 天后可出现多关节痛并累及许多关节(＞10 个)。这种对关节的侵犯在 70% 的病例是对称性的,并优先累及外周关节:腕、踝(50%)和手(60%)关节。头痛、严重肌肉痛(80%)和躯干四肢上的斑丘疹(55%),有时是痒疹(35%),也常常出现。也可观察到良性出血,如齿龈出血、鼻出血或紫癜,尤其是儿童(20% 的病例)[4]。

更罕见的症状,说明体内的病毒已无处不在,包括消化系统表现如腹痛、呕吐、腹泻和肝炎;感觉神经的表现如听觉迟钝、癫痫、脑膜炎、脑脊髓神经根炎和神经肌病;眼部受损表现如脉络膜视网膜炎、结膜炎、虹膜睫状体炎;间质性肾炎或机制不明的短暂性低氧血症发作。

最常见的实验室异常为淋巴细胞减少、血小板减少、肝酶升高(转氨酶升高 2~3 倍)和磷酸肌酸激酶升高。

基孔肯雅病毒感染后的急性期持续平均 5~10 天,疾病的自我演化结果通常是良好的,但也会导致一些病例长时间衰弱和慢性复发性关节痛(6 个月 ＞50% 的患者,5 年 12% 的患者)。

复杂的类型

在拉-留尼汪岛的流行中,疾病相关死亡率达 1/1 000[3]。收住 ICU 的患者有 246 名,死亡率达 50%。在印度的艾哈迈达巴德,2006 年疾病流行高峰的 4 个月,死亡率极高。严重并发症尤其易发生于那些脆弱的患者(3/4 的病例年龄 ≥ 70 岁)、存在多基因缺陷的患者和新生儿。报道了几例没有任何既往史发生猝死的患者。然而,即使证实感染,与基孔肯雅病的关联也常不清楚,死亡的病因只能是推测:急性冠脉综合征、心律失常、休克等。

在ICU,可观察到下列临床表现:严重神经型,基本上半数进展性脑膜脑炎病例可遗留严重后遗症,包含自主功能丧失、慢性昏迷和吉兰-巴雷型[5]多发性神经根炎,需要呼吸支持;坏死性肝炎,特别在慢性酒精中毒患者,需要讨论肝移植;心肌炎和心包炎导致心脏失代偿。

然而,大多数收住ICU的患者,感染基孔肯雅病毒本身就是一种并发症或失代偿因素,从而利于:通过病毒的免疫抑制导致机会性感染和感染性休克;继发于消化系统紊乱、发热、意识障碍、休克状态和/或非甾体抗炎药等所致频繁脱水引起的急性肾衰竭;原有疾病的失代偿:冠状动脉病变、心力衰竭、肾衰竭、肝衰竭、糖尿病等。

新生儿在孕晚期经母-婴传播感染此病的半数病例症状尤其严重。出生后3~7天,可发现伴脑水肿的脑病,继发于严重脓毒症的血流动力学紊乱,90%的病例存在血小板减少且偶尔有出血并发症(弥散性血管内凝血),广泛的大疱性皮肤病和喂养问题[3]。

鉴别诊断

除了多关节痛,症状没有特异性,许多其他虫媒病毒感染有类似症状:发热、黄疸、裂谷热、登革热、其他披膜病毒以及细菌和寄生虫感染,如疟疾、立克次体病、钩端螺旋体病、细菌性脑膜炎、伤寒等。

诊断工具

在病毒血症期(临床诊断前5天至临床诊断后7天)可通过RT-PCR法证明有病毒基因存在于人体。免疫球蛋白M抗体(IgM)出现于疾病发生第5天并能持续数月。IgG出现于疾病发生第15天,可持续存在数年,甚至10年,保护机体免于再感染新的基孔肯雅病。

治疗和预防

没有杀灭病毒的治疗方法。没有证据表明氯喹在人体有效,在体外,α-干扰素和利巴韦林似乎有对抗病毒复制的活性[1]。因此,治疗纯粹是对症治疗。常规的药物治疗包括解热和镇痛治疗,皮质激素对慢性关节疼痛患者可能是必要的。在ICU中没有特殊处理措施,治疗包括相应的器官功能支持。

感染预防同时依赖控制媒介和个体(驱虫、蚊帐等),应当隔离患者以限制疾病播散。被感染的人是主要的病毒保存者。美国陆军研究院于1980年研发了一种实验性疫苗,在INSERM的保护下将重新授权给法国研发生产。

参考文献

[1] Briolant S, Garin D, Scaramozzino N, et al. (2004) In vitro inhibition of Chikungunya and Sem-liki Forest viruses replication by antiviral compounds: synergistic effect of interferonalpha and ribavirin combination. Antiviral Res 61:111-117.

[2] Charrel RN, de Lamballerie X, Raoult D. (2007) Chikungunya outbreaks—the globalization of vectorborne diseases. N Engl J Med 356:769-771.

[3] Gérardin P, Barau G, Michault A, et al. (2008) Multidisciplinary prospective study of mother-to-child chikungunya virus infections on the island of La Reunion. PLoS Med 5:e60.

[4] Queyriaux B, Simon F, Grandadam M, et al. (2008) Clinical burden of chikungunya virus infection. Lancet Infect Dis 8:2-3.

[5] Wielanek AC, Monredon JD, Amrani ME, et al. (2007) Guillain-Barré syndrome complicating a chikungunya virus infection. Neurology 69:2105-2107.

蛇咬伤中毒

Jean–Pierre Bellefleur、Jean–Philippe Chippaux

要点

- 蛇咬伤中毒已成为热带国家的公众健康问题。
- 面对蛇咬伤,临床医师需要确认中毒以使用免疫治疗。
- 新一代纯化免疫球蛋白是安全有效的。
- 应该知道当地抗毒血清库的参考中心。

介绍

在热带国家,尤其是非洲和亚洲,由于发病率高(每年蛇咬伤达 500 万人并导致超过 12.5 万人死亡)和管理糟糕[1],蛇咬伤中毒仍然是一个严重的公众健康问题。与之相反,在发达国家,尤其在欧洲,发病率低(在法国,每年蛇咬伤约 300 人),并且中毒更轻、管理更好,死亡率也低。关于流行病学,意外伤害源自本地毒蛇和外来毒蛇逗弄期间的"不合理"咬伤,而后者随新时尚宠物引进,发生率在增加。如果前者能归类处理,那么临床医师通常不能对后者的多样性和严重性做出充分准备,导致炎症、坏死和经常性无法控制的凝血障碍,病情演变至多种并发症或者突发瘫痪和呼吸麻痹。

毒液成分

蛇毒主要由在药理上、临床上和治疗特征方面十分不同的两个功能组蛋白质构成,即毒素和酶。毒素通常分子量较小,它们与细胞受体结合,从而诱导抑制或破坏它们的工作。具体毒性直接与受影响受体数量成正比,因此直接与入体毒素量成正比。毒素快速扩散入深部组织,可解释其快毒性。尽管毒素分子量小,却通常有良好的免疫源性。另一方面,只要有酶的存在就能转化底物。因此,酶的毒性与它们在机体的持续存在有关而不与数量直接相关。它们具有高度的免疫源性,然而,抗体与酶结合并不一定能干扰它们的活性,而且,抗体并不能中和经酶分解后的产物。

眼镜蛇毒

眼镜蛇的毒液含有亲神经的低分子毒素。其中,眼镜蛇和曼巴蛇的毒液中含有 a-神经毒素,它们选择性地与突触后膜的胆碱能受体结合。它们迅速到达靶位阻止神经冲动发放,导致瘫痪。在曼巴蛇毒液中,树状毒素使乙酰胆碱释放增加;其次,束状毒素抑制胆碱酯酶活性,两者均加强乙酰胆碱的药理作用。最后,毒蕈碱样毒素,也存在于曼巴蛇毒液,特异性地与神经肌肉接头处的毒蕈碱样受体结合,导致中毒很早期出现毒蕈碱样综合征。磷脂酶 A_2,尽管它们是高分子量酶类,也被称为 B-神经毒素,发现于金环蛇、澳大利亚眼镜蛇和一些美国响尾蛇或旧世界毒蛇的毒液中。它们阻止突触前板水平乙酰胆碱的释放,也导致瘫痪。然而,虽然它们的酶活性可以导致瘫痪,但特别是肌溶解。在眼镜蛇毒液中发现含有大量细胞毒素,可诱导细胞破坏导致局灶坏死。

蝰蛇毒液

蝰蛇毒液导致的病理生理变化是由于促炎细胞因子产生,类似于发生在严重创伤的情况下[2]。蝰蛇毒液是炎症性、出血性和坏死性的,由于其频繁和矛盾的相互作用,所以导致的出血障碍过程是复杂的。有两种现象是截然不同的,首先,出血毒素破坏血管壁,导致局部或弥漫性出血。然后,其他毒液因子干扰凝血过程。锯鳞蝰属和一些澳大利亚眼镜蛇毒液含凝血酶原激活剂。大多数其他蝰蛇毒液含有类似于天然凝血酶作用的凝血酶样酶来水解纤维蛋白原,不同物质作用于血小板和酶类激活纤维蛋白溶解。根据毒液特性,凝血酶样酶诱导与天然纤维蛋白截然不同的化合物,形成大小和稳定性不一的血栓[3]。这些新形成的血栓对纤维蛋白溶酶,尤其是血纤维蛋白溶酶的敏感性和中和肝素或水蛭素的能力不同。毒液不同，高凝阶段持续时间的长短不一。它导致的弥散性血管内凝血综合征可能会引起某些内脏并发症。作为一些美国毒蛇(例如马提尼克矛头蝮)的强烈标志，这一现象却从未在亚洲和非洲毒蛇咬伤后描述。锯鳞蝰属蛇咬伤后，出血综合征的临床表现要迟于生物学征象，后者通常很早出现。在蝰蛇中毒中，坏死主要由于蛋白水解酶存在，破坏机体组织而致。

毒液毒性动力学

蝰蛇毒液的毒性动力学是通过给兔子静脉或肌内注射毒液来研究的[4]。静脉注射，毒液半衰期大约 12 h，3 天后，仍有不到初始剂量 3.5% 的毒液存留。毒液分布容积大于血浆容积，提示毒液也存在于细胞间室。肌内注射毒液后，毒液的吸收过程持续超过 72 h，在较长时间保持较高的血浆毒液浓度。类似的眼镜蛇的毒液可扩散至更深层的组织，组织的毒液浓度比血中高 2~3 倍。更深层组织中，毒液可在 1~2 h 内达峰值浓度。这解释了 15 min 至 1 h 内快速出现的临床紊乱。然后，观察到毒液从深部组织向血液再分布的现象，解释了毒液抗原血症及凝血障碍的再发。

临床症状

眼镜蛇中毒通常主要导致神经毒性，而蝰蛇中毒主要引起坏死和出血综合征。实践中，区别有限。

眼镜蛇中毒

眼镜蛇毒素入侵迅速。受害者可立刻出现神经症状。毒素入体通常无痛，虽然被曼巴蛇和一些眼镜蛇咬是痛苦的。最初几分钟，受害者出现感觉异常，伤口周围就像蚊虫叮咬有刺痛或麻刺感，就像局部麻醉，然后迅速沿四肢放射。受害者受与上腹疼痛、口渴和黏膜干燥、恶心、耳鸣、光幻视、言语障碍和味觉障碍相关的明显焦虑感支配,味觉障碍可持续数周。15~30 min 内,出现严重全身症状,低血压会演变为休克。呕吐和嗜睡提示毒素累及中枢神经系统。流泪、畏光、唾液分泌、出汗和腹泻会出现于大多数眼镜蛇中毒患者,但曼巴蛇咬伤患者症状尤其严重,毒蕈碱样效应非常明显。肌肉颤动伴随痉挛或抽搐。双侧眼睑下垂和闭口不能(面瘫半张口位)是眼镜蛇中毒的特征性表现,后面这些征象证实中枢神经受累需要人工通气。肌肉瘫痪而没有意识丧失先于窒息所致的死亡。根据进入体内毒液的量和受害者的大小,从病情进展至死亡需 2~10 h。

局部症状常较轻微,但树眼镜蛇咬伤疼痛剧烈。一些眼镜蛇咬伤,尤其是 N.nigricollis, N.mossambica 和 N.naja 通常引起干性和比较广泛的坏死,坏死区域累及浅表组织,且愈合缓慢。

眼镜蛇咬伤中毒不引起神经系统的后遗症,除了局部坏死,并发症是医源性和院内获得性的。

蝰蛇中毒

由于蝰蛇具有很尖的毒牙,所以毒液注入比较深,毒液侵入人体会非常痛。大多数时候,疼痛会加剧,放射至整个肢体。然而,据报道一些非洲锯鳞蝰咬伤类似荆棘的刺痛,会误导诊断。咬伤后通常会有相关的炎症综合征。水肿将会在几分钟内出现,逐渐向周围蔓延。它可能在几个小时内蔓延至整个半边身体。坏死常常是湿性、渗出性的,迅速在表面扩散,有时可达深部。

出血综合征是逐渐出现的,一般来说,由于出血素,伤口局部的出血可持续数天。鼻出血、血尿、大片紫癜,有时咯血或消化道出血可继发出现。锯鳞蝰蛇咬伤后,出血综合征的表现出现较迟(有时在 2~3 天后),低血容量休克或蛛网膜下腔出血常常导致死亡。然而,生物学征象出现较早,即纤维蛋白原快速减少伴随凝血因子逐渐下降。

后遗症常见,它们与坏死有关,最终需要截肢,而血栓综合征会造成远离部位的内脏梗死,尤其是马提尼克矛头蝮蛇咬伤后。肾损伤最常见。它们发生于咬伤后 12 h 至 2 周,尽管临床演变似乎向好的方向发展。肾缺血可能是早期肾小管或肾皮质坏死的原因。毛细血管外增生性肾小球肾炎的发生机制是复杂的,出现较晚。

严重程度-进展-预后

大多数蛇咬伤后不会出现严重中毒。首先,中毒的严重程度需要确认和评估。许多因素会影响到中毒的严重程度。这些因素中,蛇的种类可能最重要,但蛇的大小、进入人体的毒液量、咬伤的部位和受害人的健康状况(慢性疾病,如糖尿病)、年龄或状态(怀孕)也在中毒后的进展起重要作用。中毒的严重程度由划分为四级的临床和生物学标准决定(表 3-2)。在欧洲的蛇中毒主要来自于欧洲蝰蛇(毒蝰和圆斑蝰),中毒程度通常 1 级或 2 级[5]。

咬伤至出现症状的时间为数秒至 3 h。患者到达 1 h 后,通常就可以确定中毒是否明显[1]。然而,为了确保安全,最好将评估时间延长至患者到达后 6 h。

眼镜蛇咬伤后,会迅速发生致命后果(平均 3~8 h)。蝰蛇咬伤后,包括锯鳞蝰,病情演变较慢,通常在咬伤后 3~6 天才观察到危及生命的并发症。

表 3-2　中毒严重程度的临床和生物学划分

分级	蝰蛇中毒		眼镜蛇综合征	全身症状	止血障碍
	局部症状	出血			
0	牙痕轻微疼痛	0	0	0	0
1	疼痛剧烈,肿胀不超过肘或膝	0	上睑下垂	焦虑	生物学异常:血小板:(100~150)×10^9/L;纤维蛋白原(g/L):1~2
2	肿胀超过肘或膝-微小坏死	中等程度出血(伤口、穿刺点、血尿)	破伤风、吞咽困难	呕吐、腹泻、低血压、少尿	轻度凝血病:血小板(G/L):(50~100)×10^9/L;纤维蛋白原(g/L)<1;凝血酶潜势(%):50~65
3	肿胀超过肢体,广泛坏死	大出血(鼻出血、咯血、呕血、黑便)	呼吸窘迫	急性肾衰竭、昏迷、休克	重度凝血病:血小板:<50;凝血酶原潜势(%):<50;纤维蛋白原(g/L)<0.5

管理

在到达医院之前,通过电话的建议开始管理,保持安静,再次确认周围环境安全,消毒伤口,用绷带扎紧(但保持血流畅通),肢体制动处于功能位,在严重程度分级 1 级和 2 级时开始镇痛治疗,但要避免使用水杨酸盐和非甾体类抗炎药物。必须强调在这个阶段不伤害的重要性;避免烧灼、截肢、清创、吸引和止血带。辨认蛇的拉丁名很重要,尤其是当涉及的是外来种类。

初始管理

到达医院后,蛇咬伤的处理在急诊室进行,这里可提供清晰的治疗方案。记录症状出现的时间和治疗延迟的时间,两者均影响中毒后病情的演变和并发症的发生。实验室检查,尤其是一个完整的凝血功能检测,需紧急进行。血浆中毒液水平不常规检测。

在到达医院后,立即给予对症治疗:开通静脉通路、补充高渗透性大分子物质,如果伤口有活动性出血,压迫伤口(如果可行的话);如果有呼吸窘迫给予氧疗。清洁伤口;注射破伤风疫苗,必要时检查和更新疫苗;给予抗焦虑治疗;在分级为 3 级时给予与疼痛相适应的止痛剂镇痛治疗。神经阻滞麻醉在没有严重凝血障碍时可以考虑使用。

应用一个根据中毒临床和生物学分级的决策树(图 3-10)。如果患者没有任何症状且 6 h 后凝血功能正常可排除中毒。这类患者可以出院,但要建议如果出现警示症状需返回。如果怀疑中毒,可提供留院观察 24 h。有症状的所有患者需收住 ICU 病房开始免疫治疗。

对症治疗

在重症监护病房,要再次临床评估患者,并实施持续监测,尤其是血流动力学方面,最好是直接动脉测压。描记 ECG 以发现心律失常或去极化状态。对器官衰竭的管理没有特异性。如果发生呼吸窘迫,应该通过面罩或

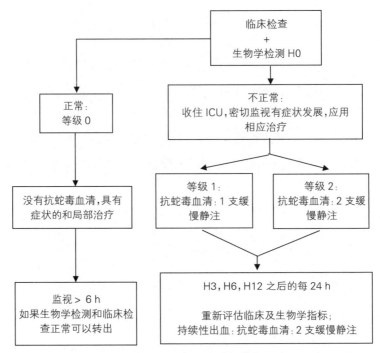

图 3-10　蛇咬伤管理的决策树

机械通气,气管插管和镇静进行氧疗。如果出现神经肌肉症状,有些学者推荐使用阿托品和新斯的明 ® 作为拮抗剂[6],实际效果是有争议的,很可能取决于毒液特性。对于血流动力学的管理,应该强调淀粉用量,过多使用可能引起肾衰竭或凝血障碍。红细胞的输注以对出血的评估、贫血的临床耐受性和实验室结果作为指导。如果持续循环衰竭,使用血管加压素是必要的。对凝血障碍的治疗主要基于出血的病因。如果与严重凝血障碍有关的活动性或潜在性出血(如侵入性治疗操作),可输注凝血因子、浓缩血小板和 / 或纤维蛋白原作为救治措施。然而,这些输血有效的前提是免疫治疗,以避免凝血因子再次消耗。没有使用凝血酶原复合物或肝素的指导。肾衰竭的治疗主要是恢复良好的肾脏灌注,有时求助于血液透析是必要的。

免疫治疗

使用高度纯化的免疫球蛋白(IgAV)F (ab·)² 片段进行免疫治疗是

唯一的对因治疗（表 3-3），它们有效且有非常良好的耐受性。新一代的 IgAV 仅在 2%~11% 的患者中出现一些不良反应。严重的过敏性休克似乎是个例外，治疗仍是使用肾上腺素[7]。用药前使用抗组胺药和 / 或皮质激素不再必要。IgAV 的使用应尽早，但似乎即使 24 h 后使用仍然有益[8]。其适应证较宽：中毒分级的 2~3 级（图 3-10）。处方、剂量和反馈是经验性的，以中毒的严重性和进展作为指导。临床和生物学演变应该在中毒后第 3 h、6 h、12 h 和 24 h 重新评估。如果出现持续性或复发性出血，应重新给药。在生物学层面上，免疫治疗的目的不是不惜一切代价使凝血功能正常化，而是获得临床的显著改善[9]。似乎并不需要超过每次注射 2 瓶、超过 3 次注射的剂量[7]。如果是蝰蛇毒，免疫治疗可使 60% 的患者在不到 2 h 内停止流血，使 80% 的患者在 24 h 内停止流血（图 3-11）。临床有效的 IgAV 治疗与给予 IgAV 治疗后血浆毒液浓度急剧下降有关。血浆毒液浓度在注射 IgAV 后不到 2 h，常常是完全和持久地急剧下降[7]。如果是眼镜蛇毒，免疫治疗可使机械通气时间缩短至 48 h，而没有得到免疫治疗的患者需要机械通气的时间可长达 2 个月[10]。免疫治疗可缩短 ICU 滞留时间和住院时间。

局部治疗

治疗严格按照无菌原则进行：清洁伤口，最初每日使用绷带，然后每 2 天 1 次，将肢体置于功能位制动。

全身使用抗生素的有效性仍未经证实，它们引起额外的花费和细菌耐药的发展[11]。在局部，中毒可引起骨筋膜室综合征，从而造成广泛的组织缺氧和较高的坏疽风险。应该定期测量磷酸肌激酶的值，测量骨筋膜室压力是用于评估组织缺氧风险和外科治疗的成本效益。外科清创术应该避免，因为它会增加二重感染的风险和导致不可接受的残疾后果。依然毋庸置疑的是，在坏疽阶段应该实施截肢作为救治措施，如果伤口发生了二重感染，抗生素的选择是阿莫西林克拉维酸。

表 3-3   主要可提供的抗蛇毒血清

制造厂商	名　称	产　地	适用种类	在法国的注册等级
Sanofi pasteur （法国）	Viperfav®	欧洲	毒蝰、北极蝰	AMM
Sanofi pasteur （法国）	Fav-afrique®	非洲	蝰科、锯鳞蝰属、眼镜蛇属、 树眼镜蛇属	ATU
Sanofi pasteur （法国）	Bothrofav®	马提尼克岛	马提尼克矛头蛇	ATU （马提尼克岛）
Bioclon （墨西哥）	Antivipmyn®	美国	响尾蛇属,矛头蝮属	ATU
Bioclon （墨西哥）	Antivipmyn-tri®	美国	响尾蛇属,矛头蝮属 巨蝮属	ATU
Bioclon （墨西哥）	Coralmyn	美国	小尾眼镜蛇属	ATU
Inosan （墨西哥）	Inoserp®	非洲	巨蝰属、小蝰属、眼镜蛇科	ATU
Inosan （墨西哥）	Pan-aftican	非洲	树眼镜蛇属	ATU

AMM 上市许可；ATU 临时使用

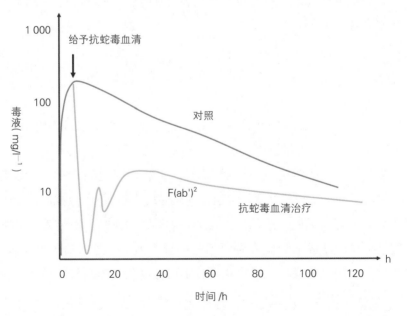

图 3-11   根据 Riviere 等的文件,289 位表现为蝰蛇中毒综合征的患者,在给予平均
约 3.8 瓶 IgAV 治疗后,出血综合征的临床(·)和生物学上(×)的正常化

可得到的抗蛇毒血清

IgAV 的质量、可用性和成本仍然是管理中毒的主要问题。的确，IgAV 的纯化过程非常昂贵，它可导致工厂的选择倾向低成本生产，这将导致产品安全性显著降低。管理患者的预案应该包含中毒控制中心的完整资料，以便决定和选择适当的抗蛇毒血清。作为常规和最好的，医院库存仅有 Viperfav®（和在马提尼克岛为 Bothrofav®）。其他抗蛇毒血清，中毒控制中心应考虑抗毒血清库。IgAV 库存数量有限，需使用民事和军事手段才能运送至目的地。编者可以提起几个抗蛇毒血清库：法国昂热和马赛市中毒控制中心（www.centre-Poison@chu-anger.fr），瑞士巴塞尔（www.toxi.ch）和德国慕尼黑（Mavin:www.toxinfo.org/antivenoms）的抗蛇毒血清库。应该注意的是，在法国没有登记亚洲和澳大利亚的 IgAV，无法获得。

结论

面对蛇咬伤，临床医师应该确认中毒的严重性并评估免疫治疗的必要性。使用新一代免疫球蛋白片段这种非常有效的治疗已不再是一个有安全争议的问题。然而，如何获取抗蛇毒血清仍是有问题的，应该运用由已确定的抗蛇毒血清库的参考资料中心来解决。

参考文献

[1] Chippaux JP. (1998) Snake-bites: appraisal of the global situation. Bull World Health Org 76:515-524.

[2] Avila-Agüero ML, París MM, Hu S, et al. (2001) Systemic cytokine response in children bitten by snakes in Costa Rica. Pediatr Emerg Care 17:425-429.

[3] Chippaux JP. (2002) Venins de serpent et envenimations. IRD, Coll Didactiques, Paris, p 288.

[4] Rivière G, Choumet V, Saliou B, et al. (1998) Absorption and elimination of viper venom after antivenom administration. J Pharmacol Exp Ther 285:490-495.

[5] Warrel DA. (2005) Treatment of bites by adders and exotic venomous snakes. BMJ 331:1244-1247.

［ 6 ］　Gold BS, Dart RC, Barish RA. (2002) Bites of venomous snake. N Engl J Med 347:347–356.

［ 7 ］　Chippaux JP, Massougbodji A, Stock RP, et al. (2007) Clinical trial of an F(ab')2 polyvalen-tequine antivenom for African snake bites in Benin. Am J Trop Med Hyg 77:538–546.

［ 8 ］　Bentur Y, Zveibel F, Adler M, et al. (1997) Delayed administration of Vipera xanthina palaes-tinae antivenin. J Toxicol Clin Toxicol 35:257–261.

［ 9 ］　Ruha AM, Curry SC, Beuhler M. et al. (2002) Initial postmarketing experience with crotalidae polyvalent immune Fab for treatment of rattlesnake envenoming. Ann Emerg Med 39:609–615.

［ 10 ］　Agarwal R, Aggarwal AN, Gupta D, et al. (2005) Low dose of anti–snake venom is as effective as high dose in patients with severe neurotoxic snake envenoming. Emerg Med J 22:397–399.

［ 11 ］　Jorge MT, Malaque C, Ribeiro LA, et al. (2004) Failure of chloramphenicol prophylaxis to re-duce the frequency of abscess formation as a complication of envenoming by Bothrops snakes in Brazil: a double–blind randomized controlled trial. Trans R Soc Trop Med Hyg 98:529–534.

第四部分　呼吸系统

弥漫性间质性肺疾病和肺纤维化

Jean–Marie Forel、Carine Gomez、Sami Hraiech、Laurent Chiche

要点

弥漫性间质性肺疾病(diffuse interstitial lung disease, DILD):

- 通过病史、临床、胸部-TDM、周围微生物学标本、超声心动图和支气管肺泡灌洗(细胞学和微生物学)排除肺部感染(细胞内致病菌、肺孢子虫、病毒)和心源性疾病。
- 在得出特发性疾病的结论之前,通过分析病史、肺外体征、高分辨率胸-TDM、支气管肺泡灌洗液细胞学和免疫学调查排除药物或环境相关的中毒、癌性淋巴管炎、结缔组织病和肉芽肿病。
- 无创通气很少有效,但可协助进行支气管肺泡灌洗。有创通气必须是保护性的。
- 抗生素治疗(考虑细胞内致病菌、肺孢子虫)常常始于获得微生物学结果前。
- 除结缔组织病、肉芽肿病、嗜酸性粒细胞肺炎、组织细胞增多症和不明原因的机化性肺炎外,皮质激素治疗疗效不佳。
- 确诊为肺纤维化的患者预后极差。

介绍

弥漫性间质性肺疾病(DILD)是一类异质性肺部疾病组,组织学特征以弥漫性炎症和纤维化为主,但不仅限于肺间质。肺纤维化是许多肺部疾病进展的一个特征,有超过 200 种疾病可以表现为 DILD 的形式[1]。可以分为几种类型:①特发性 DILD[2];②病因明确的 DILD;③与结缔组织病和肉芽肿病相关的 DILD[1]。图 4-1 总结了弥漫性间质性肺疾病的主要类型。面对弥漫性间质性肺疾病兼有肺纤维化的临床-影像表现,最主要的问题是识别病因以找到可治愈的方法。治疗(如抗感染药物 vs. 皮质激素治疗)和预后[如与特发性肺纤维化(idiopathic pulmonary fibrosis, IPF)进展至终末期相比,感染原因所致者有很高的治愈可能性]上的差异需要激进的诊断和治疗方法,这些方法通常是侵入性的(支气管肺泡灌洗、肺活检)。

诊断策略

重症医师感兴趣的主要弥漫性间质性肺疾病

ICU 最常见的 DILD,除了心源性肺水肿,就是感染性 DILD(肺孢子虫病、细胞内细菌、病毒、结核)、特发性肺纤维化、非特异性间质性肺疾病(NSILD),需要进行结缔组织病方面的调查,肿瘤相关性弥漫性间质性肺疾病、结缔组织病或肉芽肿病相关 DILD、药物相关及中毒性 DILD 和急性间质性肺疾病。表 4-1 和表 4-2 显示了特发性 DILD 和 DILD 相关结缔组织病的主要特征。此章节不讨论肺部疾病伴有肺泡内出血(肺出血-肾炎综合征、过敏性肉芽肿性血管炎、韦格纳肉芽肿、多发性小血管炎)。对重症医师而言,与 DILD 相关急性呼吸衰竭可能为以下两个临床场景之一:①既往已知的 DILD。患者因急性呼吸衰竭入院,有时是在慢性限制性呼吸衰竭的基础上。在得出已知肺部疾病恶化的结论前,需要查明病情加重的原因(心脏疾病、肺栓塞、气胸、感染、药物中毒),这是一个排除性的诊断;②既往未知的 DILD。诊断过程主要是识别 DILD 的病因。

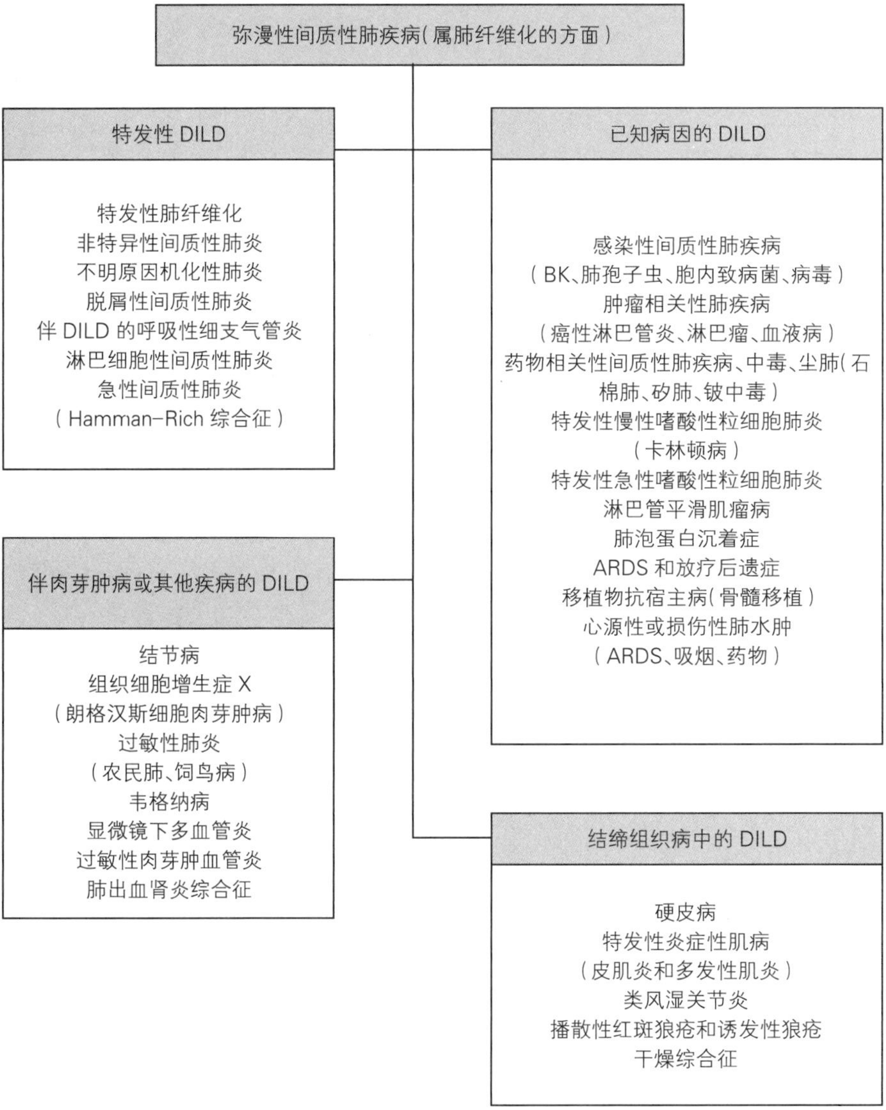

弥漫性间质性肺疾病(属肺纤维化的方面)

特发性 DILD

特发性肺纤维化
非特异性间质性肺炎
不明原因机化性肺炎
脱屑性间质性肺炎
伴 DILD 的呼吸性细支气管炎
淋巴细胞性间质性肺炎
急性间质性肺炎
(Hamman-Rich 综合征)

已知病因的 DILD

感染性间质性肺疾病
(BK、肺孢子虫、胞内致病菌、病毒)
肿瘤相关性肺疾病
(癌性淋巴管炎、淋巴瘤、血液病)
药物相关性间质性肺疾病、中毒、尘肺(石棉肺、矽肺、铍中毒)
特发性慢性嗜酸性粒细胞肺炎
(卡林顿病)
特发性急性嗜酸性粒细胞肺炎
淋巴管平滑肌瘤病
肺泡蛋白沉着症
ARDS 和放疗后遗症
移植物抗宿主病(骨髓移植)
心源性或损伤性肺水肿
(ARDS、吸烟、药物)

伴肉芽肿病或其他疾病的 DILD

结节病
组织细胞增生症 X
(朗格汉斯细胞肉芽肿病)
过敏性肺炎
(农民肺、饲鸟病)
韦格纳病
显微镜下多血管炎
过敏性肉芽肿血管炎
肺出血肾炎综合征

结缔组织病中的 DILD

硬皮病
特发性炎症性肌病
(皮肌炎和多发性肌炎)
类风湿关节炎
播散性红斑狼疮和诱发性狼疮
干燥综合征

图 4-1　弥漫性间质性肺疾病(DILD)的分类(来源:美国胸科协会-欧洲呼吸协会)

表 4-1　主要的特发性弥漫性间质性肺疾病的特征

	特发性肺纤维化	非特异性间质性肺炎	急性间质性肺炎	脱屑性间质性肺炎	不明原因机化性肺炎
临床	年龄>50岁(65岁) 吸烟(+) 隐匿起病>3月 全身体征少 杵状指 爆破音/啰音 没有其他原因	年龄45~50岁 较少隐匿起病 全身体征(AEG) 吸气性哮鸣音 与结缔组织病相关(++)	年龄50岁 急性起病 全身体征 假性流感综合征 ARDS表现	年龄50岁 吸烟(+)	年龄55岁 亚急性起病 全身体征和假性流感综合征
占特发性 DILD 的比例	55%	25%	<1%	15%	3%
在 ICU 特发性 DILD 中的相对比例	+++	+++	++(ARDS表现, Hamman-Rich综合征)	+	+
高分辨率 TDM	双基底部和胸膜下网状阴影 胸膜下假性囊肿(蜂窝) 牵拉性支气管扩张	双基底部和胸膜下的"磨玻璃"阴影 网状阴影 罕见胸膜下假性囊肿(蜂窝)	肺泡实变 网状阴影 前-上肺实质扭曲 蜂窝(ARDS表现)	双基底部和胸膜下的"磨玻璃"阴影 基底部网状阴影双肺尖小叶中央型肺气肿	肺实变伴胸膜下支气管充气征同"磨玻璃"阴影 迁徙性阴影 斑片状阴影
支气管肺泡灌洗	细胞增多(中性粒细胞)	细胞增多(淋巴细胞>20%) 斑片状肺泡炎	细胞增多(中性粒细胞±淋巴细胞) 含铁血黄素细胞 不典型肺内细胞	中等程度细胞增多 棕色巨噬细胞	细胞增多 淋巴细胞>20%
治疗(除肺移植外)	讨论:皮质激素±一种免疫调节剂±N-乙酰半胱氨酸,甲巯氨酸,甲巯吡啶酮	皮质激素±咪唑硫嘌呤或环磷酰胺	皮质激素	皮质激素 戒烟	皮质激素
死亡率	10年达90%(中位存活时间=3年)	10年达30%	3个月>50%	10年达30%	罕见

表4-2 与结缔组织疾病相关的主要频发慢性间质性肺疾病的特征

	硬皮病	类风湿关节炎	特发性炎症性肌病(皮肌炎)或多发性肌炎	干燥综合征	播散性红斑狼疮(尤其是诱发性很强)
相关的肺外受累	雷诺综合征 皮肤硬化 毛细血管扩张 肾脏受累 消化受累 心脏受累	关节变形 类风湿结节	磷酸肌酸激酶升高 眼睑紫色皮疹 肌痛 肌病表现 心肌病 多关节炎 吞咽困难 手过度角化	干燥综合征(口腔干燥、眼球干燥) 关节痛	红斑、雷诺、关节炎、心包炎、心内膜炎、溶血性贫血、白细胞血小板减少 干燥综合征 抽搐、精神障碍 青斑
相关的肺部受累	非特异性间质性肺炎(NSIP) 肺动脉高压 纵隔淋巴结肿大	非特异性间质性肺炎 胸膜炎 支气管扩张	非特异性间质性肺炎(先于肺外体征) 不明原因机化性肺炎 吸入性肺炎	慢性咳嗽 淋巴细胞性DILD 肺淋巴瘤	胸膜炎 肺动脉高压(APLS) 肺泡内出血 狼疮性肺炎 肺萎缩综合征
DILD 在结缔组织病中的发生率	50%~70%(尤其是当抗-SCL70抗体阳性)	20%	10%~20%(尤其是男性,抗-Jo-1抗体阳性)	10%~20%	< 10%
临床相关的	抗-SCL70抗体 抗着丝点抗体	类风湿因子 抗-CCP抗体	抗-Jo-1抗体(抗合成酶综合征) 磷酸肌酸激酶升高(多发性肌炎)	抗-SSA(Ro)抗体	补体消耗 抗-天然DNA抗体 抗-Sm抗体 在诱发性狼疮中抗-组蛋白抗体
支气管肺泡灌洗	细胞增多(中性粒细胞)	非特异性	非特异性	细胞增多(淋巴细胞++)	频繁肺泡内出血(含铁血黄色细胞>30%)

既往已知的弥漫性间质性肺疾病

图 4-2 概述了既往已诊断为 DILD 患者的诊断流程,该流程目的是明确与 DILD 并发的可治愈的急性疾病。初始方法包括通过检测脑钠肽(BNP)、肌钙蛋白 Ic,进行心电图(ECG)、超声心动图,甚至右心导管检查,以明确是否有左和 / 或右心血流动力学紊乱,以查找心脏方面的病因。血管-TDM 可显示气胸或肺栓塞(尤其存在肺动脉高压、血管炎或抗磷脂抗体时)。也应该排除支气管-肺感染(临床、白细胞升高、炎症综合征、C 反应蛋白及降钙素原升高),尤其是接受免疫抑制和皮质激素治疗的患者增加了感染风险。支气管分泌物、支气管-肺泡灌洗液和保护性远端标本应该用来寻找社区性、医源性、常见或机会性致病菌。特殊染色方法和培养、血清学、抗原检测、PCR和免疫荧光法可用来查找军团菌、不典型细胞内细菌(支原体、立克次体、衣原体)、病毒(腺病毒、鼻病毒、疱疹病毒、流感病毒、巨细胞病毒)、肺孢子虫、曲霉菌、结核分枝杆菌或不典型分枝杆菌。应该系统回顾患者接受的治疗,尤其是当患者存在 DILD 时的一些治疗,可能引起肺毒性(甲氨蝶呤、环磷酰胺、抗生素等)。有时候,不太可能找到呼吸失代偿的原因。

在得出 DILD 肺纤维化进展至终末期导致呼吸失代偿的结论前,应该彻底查找可能的病因。接受自主通气的患者,应该由有经验的小组权衡获取肺标本的效益 / 风险比。无创通气(NIV)可能有助于纤维支气管镜下行支气管肺泡灌洗。最后,当所有检查结果均为阴性时,应该由有经验的中心来讨论肺活检并对以前的肺病诊断进行质疑。肺活检将修正超过一半病例的治疗方案。

既往未知的弥漫性间质性肺疾病

患者因急性呼吸衰竭入院,既往没有确诊任何肺疾病。如上所述,需要查找引起呼吸衰竭的因素(心力衰竭、肺栓塞、气胸)。诊断策略的重点集中在查找"新的"肺病原因上(图 4-3)。

既往史(询问既往的重要性)应该阐明该疾病是如何确诊的,可能的前驱症

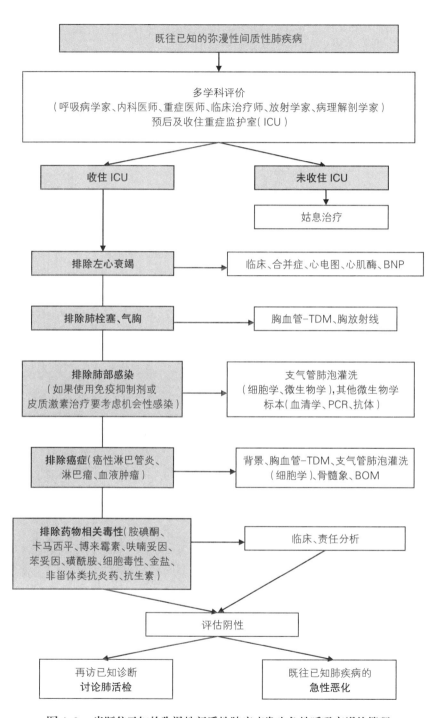

图4-2 当既往已知的弥漫性间质性肺疾病发生急性呼吸衰竭的管理

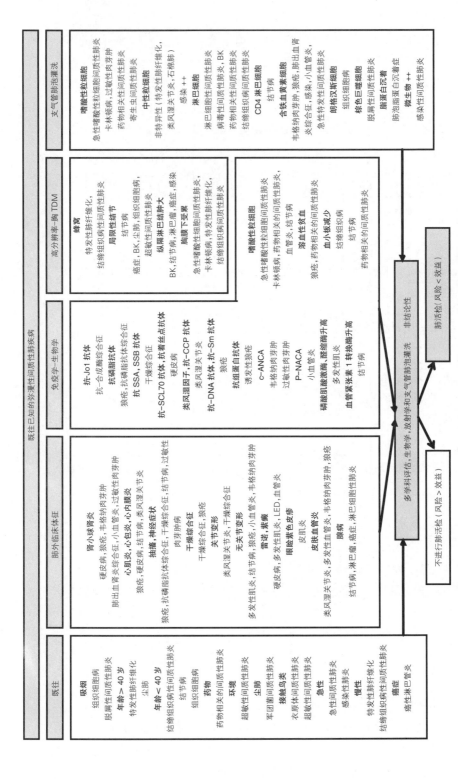

图4-3　既往未知的DILD患者的主要诊断方向，作为临床、生物学、放射学、生物学和支气管肺泡灌洗结果的一项功能

状、病史(尤其是心、肾、肺、内分泌、神经、骨关节、皮肤方面)、既往的肺部感染、急性呼吸窘迫综合征(acute respiratory distress syndrome, ARDS)和更多全身状况、有创通气、肿瘤、近期和以往的治疗(放疗、甲氨蝶呤、胺碘酮、细胞毒性药、金盐、卡马西平、苯妥因、呋喃妥因、抗生素、非甾体类抗炎药)、环境和职业危险因素(炭、硅、铍、石棉、烟草、可卡因、木材工业、杀虫剂、农业环境、接触鸟类)。既往的胸部影像学资料很有价值。通过对各个系统的临床体征逐个分析,发现存在肺部症状(胸膜炎、腺病、捻发音、哮鸣音)和肺外体征(腺病,关节、皮肤、肾脏、神经和胃肠道受累),能激起对结缔组织病、血管炎或肉芽肿性疾病的诊断。

生物学方面的检查是以既往史和临床资料为导向的。检测以下指标是有用的:肌酐清除率、蛋白尿、血尿、全血细胞计数(嗜酸性粒细胞)、肌酸磷酸激酶、醛缩酶、血清沉淀素、类风湿因子、抗核抗体、抗天然 DNA 抗体、冷球蛋白血症、甲状腺评估、血管紧张素转换酶。其他自身抗体根据所怀疑疾病进行检查(表4-2,图4-3)。

胸-TDM 检查是有用的,因为它可显示某些特定疾病(特发性肺纤维化、组织细胞增多症、淋巴管炎平滑肌肉瘤病)的特征,并且有时候足以确定诊断(表4-1)。它也可用于确定支气管肺泡灌洗(以及如果需要肺活检)的最佳位置。

支气管纤维镜下行支气管肺泡灌洗对寻找感染病因是至关重要的。特殊染色和培养技术、血清学、抗原检测、PCR 和免疫荧光用来寻找军团菌、细胞内细菌(支原体、立克次体、衣原体)、病毒(腺病毒、鼻病毒、疱疹病毒、流感病毒、巨细胞病毒)、肺孢子菌、曲霉菌、结核分枝杆菌或非典型分枝杆菌。支气管肺泡灌洗细胞学有助于下述这些诊断(肿瘤细胞的存在有助于癌性淋巴管炎的诊断,含铁血黄素的存在有助于肺泡内出血的诊断、嗜酸性粒细胞的存在有助于嗜酸性粒细胞肺炎及过敏性肉芽肿性肺炎的诊断,CD4 淋巴细胞增多有助于结节病的诊断,朗格汉斯细胞的存在有助于组织细胞增多症和肺泡蛋白沉着症的诊断)。有时候临床资料(腺病、皮肤黏膜病变、干燥综合征、肌肉或胃肠道受累)将通过淋巴结、皮肤、肌肉、消化组织或唾液腺(参见"系统性疾病"章节)活检直接得到组织学诊断。肺癌或癌性淋巴管炎呼吸衰竭更罕见的原因。阳性诊断通常通过支气管纤维镜、支气管肺泡灌洗液细胞学、高分辨率血管-TDM 得到,有时通过活检。如果这些检查结果都是阴性的,尤其支气管肺泡灌洗液的结果,那么需要一个多学科小组和一个经验丰富的中心来讨论是否肺活检。机械通气的患者,有 15%~25% 的病例支气管活检与气胸及出血并发症相关。它们仅有助于 50% 患者的诊断,但对查找肉芽肿病、结节病、嗜酸性粒细胞肺炎或肿瘤仍然有用。外科肺活检(开胸或胸腔镜)有助于 65%~100% 患者的诊断并使得 65%~85% 的患者治疗得到修正。气胸和肺-胸膜瘘是最常见的并发症(10%~40% 的患者)。肺活检可高分辨率胸-TDM 的结果作为指导。

治疗管理

伦理问题

进入 ICU 后两种类型的情况应该进行区分:①首次发现 DILD,之前没有任何确定的肺部疾病(如结缔组织病中的 DILD、感染性 DILD、药物相关性 DILD、特发性急性嗜酸性粒细胞肺炎、急性间质性肺疾病);或②之前已确诊 DILD,但没有严重的慢性呼吸衰竭(CRF),预后相对好(如结缔组织病中的 DILD、肉芽肿病、PINS、呼吸性细支气管炎合并 DILD)或之前已确诊 DILD,并严重的慢性呼吸衰竭,短期或中期预后差(所有病例都处于肺纤维化终末期)。在有慢性呼吸衰竭的特发性肺纤维化病例中,在诊断特发性肺纤维化后的中位生存时间为 3 年,并且 10 年死亡率接近 100%[4,5]。

第一类患者进入 ICU 后并不存在伦理问题。第二类患者,需要对患者康复的可能性进行多学科(呼吸病学家、治疗医师、内科医师、重症医师)讨论,因为没有明确的治疗方法能够显著提高生存率,并且 ICU 患者的死亡率 >85%。应与患者或他 / 她的近亲清楚地讨论精确的治疗目标(进入 ICU、插管、气管切开、使用儿茶酚胺、肾外透析)。这些决定需要记录在案。如果决定患者不进 ICU,应提出姑息治疗。在有生命危险而紧急入院的情况下,如果这些伦理问题不能搁置一边,就应该快速讨论预后因素及患者期望(自信、家庭），那样的话，积极治疗会受限或停止[4,5]。然而，术后随访肺纤维化患者因可逆性因素所致急性呼吸衰竭的病例，一般预后较好（短期生存率达40%~95%）[4]。

机械通气

无创通气的失败率很高（>80%）。可以提出使用，但应该评估数小时内有效性（临床、血气）。超过85%的患者需要有创通气。推荐ARDS患者的肺保护性通气策略（可接受允许性高碳酸血症）（平台压≤30 cmH$_2$O，按预测体重予潮气量6 mL/kg）。机械通气的特发性肺纤维化患者死亡率90%左右[4-7]。

血流动力学和肺动脉高压

对DILD发生急性呼吸衰竭期间对心血管结构的评价是至关重要的。通过右心导管或心电图检查调查是否存在肺动脉高压。吸入一氧化氮和其他肺血管扩张剂治疗则需要讨论（依前列醇、波生坦、西地那非）。然而，在肺纤维化发生急性呼吸衰竭的患者，没有研究证明这些治疗的益处[3,5,6]。抗凝治疗（或其治疗的延续）尤其适于有肺动脉高压者、高凝的结缔组织病患者和对有些医疗小组来说所有的肺纤维化患者[3,6]。然而开始抗凝治疗的价值应该与患者的效益/风险比一致。

抗感染治疗

面对感染性肺炎可能并发肺纤维化或导致DILD，覆盖细胞内和机会致病菌的广谱抗生素常常开始于留取微生物学标本（支气管肺泡灌洗液）后。应该系统地展开肺孢子虫病的调查和治疗。一旦获得微生物结果，应该系统地再评估治疗，评价患者48~72 h后的病情演变。

皮质激素和免疫抑制治疗

之前已经确诊 DILD（如特发性肺纤维化、结缔组织疾病相关纤维化、肉芽肿病），患者常常已经在接受皮质激素治疗。在排除感染性因素后，常常会给予患者冲击量的激素（文献中没有精确的记录，1~15 mg/kg 使用 1~3 天），尤其由于停用皮质激素导致病情恶化时。有些团队也加用环磷酰胺。然而，当患者收住 ICU，这些治疗的有效性却没有得到验证。对于特发性肺纤维化，一个新近出版的国际循证医学指南，不推荐使用皮质激素、秋水仙碱、环孢素 A 和皮质激素 + 免疫调节剂：γ-干扰素、波生坦和依那西普联合治疗。对部分特发性肺纤维化患者，推荐联用乙酰半胱氨酸 + 咪唑硫嘌呤 + 泼尼松，单用乙酰半胱氨酸和甲苯吡啶酮。ICU 对预后的影响往往不大，在确定纤维化后，未显示能给生存带来巨大益处。DILD 相关肺孢子虫病使用与抗肺孢子虫病治疗相关的皮质激素治疗（1 mg/kg）。嗜酸性粒细胞肺炎、不明原因的机化性肺炎、结缔组织病中的 DILD 和系统性肉芽肿病及组织细胞增多症通常对皮质激素反应良好。

肺移植和体外呼吸支持

肺移植关系到那些之前明确诊断肺病，并在移植名单上等待的患者。为了排除肺移植，一个多学科的讨论（呼吸病学家、内科医师、重症医师、胸外科医师、麻醉师）是必要的。它通常发生在那些预后差、国家优先治疗的称为"肺超级紧急状态"的患者。有时候，在患者发生急性呼吸衰竭且没有脱离呼吸机可能的情况下，会讨论肺移植。体外呼吸支持是一项特殊的治疗选择，它只能用于等待肺移植的患者（肺移植的桥梁）或那些可治愈的纤维化 DILD 患者，在等待特定治疗起效的过程（如感染性 DILD 伴严重 ARDS，特发性急性嗜酸性粒细胞肺炎）。

参考文献

［1］ Talmadge KE, (2008) Interstitial lung diseases. In: Fauci AS, Braunwald E, Kasper DL et al(eds) Harrison's principles of internal medicine, 17th edn. McGraw Hill, New York.

［2］ Cottin V, Thivolet-Béjui F, Cordier J-F. (2006) Pneumopathies interstitielles diffuses idiopathiques. EMC (Elsevier SAS, Paris) Pneumologie 6-039-K-70.

［3］ Afshar K, Sharma OP. (2008) Interstitial lung disease: trials and tribulations. Curr Opin Pulm Med 14:427-433.

［4］ Mallick S, (2008) Outcome of patients with idiopathic pulmonary fibrosis (IPF) ventilated in intensive care unit. Respir Med 102:1355-1359.

［5］ Fumeaux T, Rothmeier C, Jolliet P. (2003) Les fibroses pulmonaires en réanimation. Réanimation 12:37-45.

［6］ Raghu G, Collard HR, Egan JJ, et al. (2011) ATS/ERS/JRS/ALAT committee on idiopathic pulmonary fibrosis. An official ATS/ERS/JRS/ALAT statement: idiopathic pulmonary fibrosis: evidence-based guidelines for diagnosis and management. Am J Respir Crit Care Med 183:788-824.

［7］ Güngör G, Tatar D, Saltürk C, et al. (2012) Why do patients with interstitial lung diseases fail in the ICU?: A two-center cohort study. Respir Care Aug 16 [Epub ahead of print].

第五部分 神经系统

肌萎缩性脊髓侧索硬化症

Stéphane Yannis Donati、Didier Demory、Jean–Michel Arnal

> **要点**
> - ICU 患者肌萎缩性脊髓侧索硬化症的主要危险因素是呼吸衰竭。
> - 诊断主要是依据临床表现和肌电图检查。
> - 综合性治疗包括机械通气、分泌物的管理和营养支持。

介绍

肌萎缩性脊髓侧索硬化症（amyotrophic lateral sclerosis, ALS）又称运动神经元病或者是葛雷克氏症，是大脑皮质、脑干和脊髓运动神经元的主动渐进性退化，是最常见的运动神经元疾病。法国神经学家 Jean-Martin Charcot（1825—1893）在 1865 年首次描述了该疾病。在法国，目前该病的患病率是（5~7）/100 000 人，发病率是（1~2）/100 000 人 / 年。在过去 50 年中，全世界范围内增加了 50% 的发病率。法国有许多标准化的多学科协调合作中心去关爱 ALS 患者，自 2004 年以来有 18 个地区成立了 ALS 的专家中心。患者平均发病年龄为 55 岁，男性发病率高于女性（1.5∶1），然而这种趋势在逐渐降低，尤其是在 70 岁以后。5%~10% 的病因与遗传有关，是常染色体显性遗传，有家族遗传的比没有家族遗传的发病年龄要早 10 年。最近关于 ALS 的病理生理学数据突显氧化代谢中一个关键酶突变与该病密切相关，即：超氧化物歧化酶铜 / 锌或超氧化物歧化酶 1。基因突变导致外周和中央运动神经元发生中毒，引起异常的生理表现。

有多种假设，如钙的代谢或者细胞凋亡，可能是影响运动神经元的发病机制。在已发现的多种危险因素中没有一个是被充分证明了的,例如居住在农村环境、紧张的日常活动、频发的创伤、长期暴露在重金属中、在塑料工厂工作、长期抽烟、慢性酒精中毒、频发电击和家禽密切接触(尤其是狗)。据研究,从 1990 年海湾战争中退役回来的美国军人身上发现,生化武器和农药一样都是危险因素。总的来说,不管工作环境如何,在美国陆军退役老兵中发病率较高,也可能是因为之前就已经存在着多种危险因素,只是环境和基因诱发了该病。世界上有 2 个区域(日本的纪伊半岛和太平洋的美国关岛)ALS 发病率尤其高。在这些区域中,通常伴随着其他神经退行性病变(如帕金森病、阿尔茨海默病)。

ALS在ICU初始的症状和体征

ALS 患者因不同的原因收住重症监护病房(ICU): 单纯的 ALS、有并发症的 ALS (尤其是呼吸道并发症)、急性呼吸窘迫综合征或撤机困难。如果患者仅仅由于 ALS 收住,在病情演变阶段需要考虑到伦理的原因以帮助决定治疗程度。如果需要有创通气,必须知道有撤机困难的风险,或者使用无创通气、气管切开,从而导致患者不可能离开 ICU 病房。

急性呼吸窘迫综合征使得 ALS 的病情变得复杂,往往患者需要收住ICU,但不幸的是患者本人和家庭、朋友并不知道这种风险。发生急性呼吸窘迫综合征的原因包括: 吞咽困难导致的误吸、反复吸入的唾液分泌物导致隐匿性吸入性肺炎、有明确病因的急性呼吸衰竭失代偿或者是慢性呼吸衰竭的终末阶段。还有一些少见的 ALS 类型为病情初期就累及呼吸肌或者延髓,从而导致了急性呼吸窘迫综合征而收住 ICU 病房。

如果患者不知道自己患上 ALS 或者之前未引起重视,那很可能是急诊入院后才发现和诊断,但可以从询问家人和密友以及既往病历中可获取到初始病史,得出神经肌肉异常状态的诊断(乏力、行走无力、频繁的肌肉抽筋、延髓病变的一系列演变症状)和慢性肺泡通气不足的诊断(进行性加重的呼吸困难、睡眠障碍、日间嗜睡、晨起时头痛等)。因为临床上的神经系统检查很难在 ICU 进行,所以在 ICU 患者出现上述的这些症状要高度怀疑 ALS,它们可能就是诊断 ALS 的依据。撤机困难也可能是 ALS 的一种表现。

临床症状

ALS 发病隐匿呈渐进性常导致错误诊断[1]。平均诊断的时间通常都延迟到首发症状出现 12 个月后。然而有些症状只需通过询问患者(假如患者住进 ICU 可通过家人和朋友获取)就可以立即做出诊断。如一侧或者多侧肢体运动障碍、肌束震颤(抽搐)、行走困难、僵硬、抽筋、反复扭伤。大部分情况下, ALS 首先出现非对称性上肢症状且由远端向近心端进展。很少数情况下是以下肢病变为首发症状。延髓病变通常是在之后发生,但早期也可能出现(比例占 20%~35%),在大于 55 岁的女性中尤其明显。这些病例中还存在发声和吞咽困难。

临床检查试图通过观察四肢无力和运动障碍、肌萎缩(在运动障碍前的早期预兆)、肌束震颤(看似肌肉健康,但是肌肉萎缩)和肌张力亢进去发现脊髓运动神经元受损。球部受累阶段,当影响下运动神经元时,会出现吞咽困难,发声困难,构音障碍,舌肌萎缩伴震颤,软腭麻痹,涎液排出受阻。患者症状体征往往符合病变累及部位,根据此可判断是否累及上运动神经元。如发生肌萎缩区域持续存在腱反射或者亢进,痉挛性肌张力亢进和假性延髓性麻痹征兆(强笑或强哭,强烈的恶心和咀嚼肌的反射,频繁打哈欠,下颌阵挛,软腭非自主和自主性分离)。ALS 累及上运动神经元时就会表现出独有的特点:半数患者不存在巴彬斯基征和霍夫曼征且腹壁反射存在。感觉异常的缺失、动眼神经损伤、括约肌障碍、自主神经障碍和认知功能障碍可导致 ALS 的诊断。ICU 患者神经肌肉的病理学改变也可表现为:气管插管患者行撤机,气囊放气后的吞咽困难或者是初次尝试经口营养的吞咽困难,撤机困难或者是完全不能撤机,呼气时间常数(气道顺应性乘气道阻力,通过特定的呼吸机测量)缩短。这些往往导致看护人员把无创机械通气或者永久性气管切开作为有创机械通气的过渡形式。

检查方法

电诊断法

诊断 ALS 的标准方法是肌电图和神经传导检查。当临床支持证据不充分时,电诊断法是最有价值的检查。电诊断法需有经验的神经专科医师,那是因为 ICU 患者用电诊断法操作困难,复杂、解读困难等。

电诊断法是通过探针插入肌肉测量静息期和收缩期肌肉活动。它合并了急性去神经支配的特点(纤维性颤动和正向尖波),慢性去神经支配和神经再支配的特点(高振幅,长时段,复杂的活动电位)。对 ALS 患者异常的肌电图不具有特异性,但是当检测到近端的四肢末梢神经存在相同的异常可能提示 ALS。

在很多时候感觉和运动神经传导是正常的,不过在严重萎缩和去除神经支配的肌肉中复合运动动作电位可能是降低的。感觉传导阻滞的缺失排除了多病灶远动神经病的诊断。重复电刺激正常作为排除重症肌无力和郎伯综合征的鉴别诊断。在去神经支配和神经移植术期间有可能出现异常,可导致误诊。

单光纤肌电图用于评估神经肌肉接头功能和纤维密度。经颅磁刺激仍为确认上运动通路的实验方法。它能帮助排除颈椎脊髓神经根病变。

神经影像

磁共振成像(magnetic resonance imaging, MRI)能解释临床症状,包括脑,颈椎和胸椎(当累及到下肢时)以鉴别诊断。在 ALS 中 MRI 通常是正常的,尽管对皮质脊髓束采用增强的 T2 加权成像和增强的 FLAIR 成像,有可能皮质运动区在 T2 加权成像上为低信号。

实验室检查

ALS 中脑脊液检查通常是正常的,然而,如果临床怀疑是莱姆病,艾滋病病毒感染,慢性炎症性脱髓鞘多发性神经病,或者是全身性的恶性病变,需要进行脑脊液检查。

由于去神经支配可观察到肌酸激酶轻度增加。

肌肉活检不作为常规诊断性评估方法,但是如果怀疑肌病时可进行该检查。

基因检测不作为常规诊断,除非怀疑家族性 ALS。

神经肌肉的超声可检查到肌束震颤,尽管它在诊断 ALS 中的准确实用性受到质疑。

鉴别诊断

脑损害

支持脑部异常的诊断:神经功能缺失,意识改变和脑神经损害。诊断可参考脑影像学检查(CT 或 MRI),可鉴别缺血性病灶,脑出血或脑桥中央髓鞘溶解。

脊髓损伤

肌张力减低缺乏特异性,它的出现很难去区分是脊髓损伤还是 ALS 引起。目前的检查:巴宾斯基征,肛门括约肌的反射和控制,肌张力减退在上肢较下肢突出,可帮助确定诊断倾向于脊髓损伤[2]。脊髓 MRI 用于确诊检查。

神经肌肉病变

前角细胞、神经肌肉接头处和肌肉的损伤导致运动功能缺陷,然而周围神经系统损害与运动和感觉缺陷相关。西尼罗病毒导致的肌束震颤会诱发脊髓侧索硬化症或是脊髓灰质炎。感觉异常,感觉缺失和对称性的运动末梢功能下降可能引起周围神经系统损害,尤其是危重病多发性神经病。自主神经异常可引起格林巴利综合征。眼睑下垂和闭眼困难提示肌无力或者长期的箭毒化。明确诊断需要做神经肌电图和神经传导检查,有时甚至需要行肌肉活检。

在 ICU 最常赋予的两个诊断名词:危重病多发性神经病和肌病。危重病多发性神经病继发于脓毒症、烧伤,或者多发伤合并多器官功能衰竭,导致广泛的感觉运动障碍,延迟了脱机的时间。运动障碍可以是局部的或全部的下降伴有条件反射的缺失或下降。脑神经反射通常是存在的。感觉减退是多样化。神经肌电图检查是阳性。

危重病肌病与使用大剂量肾上腺皮质激素和神经肌肉阻滞剂有关。患者表现为弥漫性和对称性反射下降且没有感觉减退。面肌常常受累。神经肌电图阳性提示该诊断,肌肉活检仅仅在怀疑其他类型肌病时才建议做[3]。

严重类型治疗

总的治疗目标和后续的治疗是伴随疾病的演变过程、患者及患者家属的愿望,以便带给患者家属安慰和达到最优化的支持治疗。因为该疾病的特性,需要多学科的合作。在法国由 ALS 中心协调[4]。遵循个体化和整体化原则。看护医务工作者必须遵循协调和信息共享。

药物治疗

力如太,钠离子通道阻断剂,减少突触前释放的谷氨酸,是治疗 ALS 唯一登记注册的药物[5]。早期使用可延长没有行气管切开患者生存中位数 2~3 个月[5]。Rizuolehas 没有在治疗运动功能、呼吸功能、肌束震颤,肌力或是运动症状方面显示有效。对晚期 ALS 无效。

联合使用 α-生育酚(维生素 E)和力如太在延缓初期向晚期 ALS 进程中疗效不显著。尽管缺乏证据,仍推荐联合使用。

在过去的 15 年,超过 70 种药物在动物上实验,只有 30 种药物进行了进一步阐述,所有的研究结论都是阴性。目前有前景的治疗方向:干细胞和临近运动神经元的非神经元细胞（星型胶质细胞和小胶质细胞）或是骨骼肌细胞抗氧化应激的治疗[5]。

非药物治疗

由于肌萎缩性脊髓侧索硬化症病情进展迅速同时缺乏有效的药物治疗，导致患者生活自理下降甚至消失，治疗主要是对症支持治疗和考虑患者和家属的意愿。因此治疗需要定期的评估和调整：包括物理治疗，改变患者的生活环境有助于交流和心理治疗。高度程序化的多学科治疗已经在肌萎缩性脊髓侧索硬化症治疗中心采用。危重症医师可行的干预性治疗主要是解决气道和营养支持问题。

气道需求

肌萎缩性脊髓侧索硬化症累及包括呼吸肌在内的所有肌肉群：上呼吸道肌肉（影响吞咽和咳嗽），呼气肌（无效的咳嗽）和吸气肌（限制性呼吸衰竭）。患者存在高危的气道并发症，也是患者常见的致死原因[4]。

吞咽和咳嗽问题：

吞咽和咳嗽问题与上呼吸道肌肉功能减退、延髓类型、无效咳嗽紧密相关。该病早期，应该考虑物理治疗，气管切开术和胃造瘘术。咳嗽依赖于呼气肌肉的力量，避免支气管分泌物的堆积。如果呼气流量峰值低于270 L/mn时最好采取支气管引流。在用力咳嗽时，咳嗽包含着来自于腹部的人工辅助（可能之前需要机械通气）或者是来源于胸廓的人工辅助[4,6]。对危重症患者，吸气-呼气方法通常都是有效的。对于延髓类型和无效咳嗽的情况，要迅速采取气管切开术。

通气衰竭：

吸气肌损伤的结局是导致不可避免的高碳酸血症。从医学和伦理角度都要对这种呼吸衰竭高度重视并且制订治疗计划。无创通气后通过气管切开术过渡到有创通气。夜间肺泡通气不足常常出现在白天症状之前（困倦，疲劳，晨起头痛，无法解释的认知退化），同时还有一些症候群（支离破碎的睡眠，打鼾，睡眠呼吸暂停，突然憋醒）。血氧定量法、生理记录法及多导睡眠描记术可以对这些情况进行更好的管理[6]。二氧化碳分压大于 45 mmHg,潮气量低于预计值的 50% 和最大吸气压力低于预计值的 60% 提示昼夜肺泡通气不足,需要开始机械通气[6]。除了严重的延髓型外,首选无创通气。尽管日渐累积的身体缺陷不能通过呼吸机得到改善[4,6],但无创通气提高了患者的生存率[6],改善患者睡眠和舒适度。行支气管引流术,应由有经验的团队实施完成。早期使用无创通气和症状的改善不能影响患者将来的选择:不应该延迟讨论气管切开的时间。如果患者存在呼吸衰竭或者不能耐受无创通气或存在支气管阻塞排液障碍(更多时候是延髓类型),就应该行气管切开术[6]。气管切开术是一种侵袭性的操作会限制了患者口头表达能力,但它能提供气管内送气,保护上呼吸道,提供机械通气通道。这些虽能提高患者生存中位数,但是不能延缓病情进展[4,6]。

营养支持

　　肌萎缩性脊髓侧索硬化症存在着许多营养不良的病因:吞咽困难,四肢乏力,咀嚼困难,静息时的高代谢[4,7]。营养不良和低体重导致高病死率。没有明确的证据指向需经外周或中心静脉行肠外营养。治疗方法是快速进行肠内营养。可以通过鼻饲管或胃造瘘术行肠内营养,需要谨记:胃造口术更适合长期营养。没有客观标准什么时候开始,然而营养不良是预后不良的危险因素,因此需要肠内营养,同时还要考虑到一些因素:不充分的喂养,进食困难,进食时间延长,反复噎塞和体重减轻[4,7]。

伦理问题

　　生存中位数在诊断后 3~5 年[4]。在这个背景下,由多学科综合治疗小组提供信息,允许家庭选择不同的治疗方案(无创通气,气管切开术,胃造瘘术)。决策过程符合疾病的不同阶段,因为其随着疾病的演变而演变。这些需要记录在医生档案里,而且可提供给不同的看护人,其中包含着决策的制订者。在紧急情况下,要有明确性及预见性,并且要尊重患者对后续治疗的看法:继续或者决定不使用呼吸机。然而这种情形可能是模棱两可的,有些决定需要时间。这时医生有责任去帮助抉择和假设结果同时去组织一个实用的治疗决策方案。例如对那些无创呼吸机的患者进行适时的气道排痰以争取与同事商量的宝贵时间。气管插管是解决的办法,特别是针对可逆的急性并发症。停止使用机械通气必须和当地的法律法规相符[4]。

参考文献

[1]　Shook SJ, Pioro EP. (2009) Racing against the clock: recognizing, differentiating, diagnosing,and referring the Amyotrophic Lateral Sclerosis patient. Ann Neurol 65(suppl):S10-S16.doi:10.1002/ana.21545.

[2]　Dhand UK. (2006) Clinical approach to the weak patient in the intensive care unit. Respir Care51(9):1024-1041.

[3]　Gorson KC. (2005) Approach to neuromuscular disorders in the intensive care unit. Neurocrit-Care 03:195-212.

[4]　Kierman M, Vucic S, Cheah BC, et al. (2011) Amyotrophic lateral sclerosis. Lancet 377:942-955. doi:10.1016/S0140-6736(10) : 61156-61157.

[5]　Musaro A. (2012) Understanding ALS: new therapeutic approaches. FEBS J 1-8 doi:10.1111/febs.12087.

[6]　Benditt O, Boitano L. (2008) Respiratory treatment of Amyotrophic Lateral Sclerosis.PhysMed Rehabil Clin N Am 19:559-572. doi:10.1016/j.pmr.2008.02.007.

[7]　Rosenfeld J, Ellis A. (2008) Nutrition and dietary supplements in motor neuron disease. PhysMed Rehabil Clin N Am 19:573-589. doi:10.1016/j.pmr.2008.03.001.

ICU中的帕金森病

Lionel Velly、Delphine Boumaza、Nicolas Bruder

要点

帕金森病是第二高发的神经退行性疾病，由黑质多巴胺系统的色素细胞变性引起，是少见有药物治疗的神经退行性疾病。左旋多巴是药物治疗的基石。左旋多巴治疗的中断或是使用多巴胺拮抗剂是神经阻滞剂恶性综合征的原因。自主神经功能异常较常见，尤其是直立性低血压。吸入性肺炎是最常见的死亡原因。许多内科医师需要清楚认识治疗帕金森病的药物间相互作用。严重的运动缺失可从阿扑吗啡的治疗获益。由于阿片类药物肌僵直的风险和它的并发症，慎用于帕金森病患者。

介绍

特发性帕金森病是继阿尔茨海默病后第二高发的神经退行性疾病。在欧洲 65 岁以上的老年人患病率约占 1.6%。超过 80 岁以上的人群中超过 3.5%[1]。1817 年，James Parkinson 首次描述为"帕金森病"。主要症状包括运动迟缓，锥体外束的僵直，非对称性静止性震颤和姿势、步伐障碍。帕金森病是渐进性的障碍，严重影响生活质量，增加死亡率。

病理生理学

帕金森病的病理生理学复杂，尽管对其认识取得了相当大的进步，发现了关于该病的许多重要基因[2]。直到 1983 年才认识临床症状和黑质多巴胺系统的黑质细胞变性相关。简单地说，在基底节多巴胺的不足和黑质胆碱能神经元的极度活跃相关，解释了肌肉僵直，苍白球活动减退解释了运动缺失和震颤（图 5-1）。该疾病中大脑许多结构受到影响。初期是嗅觉和蓝

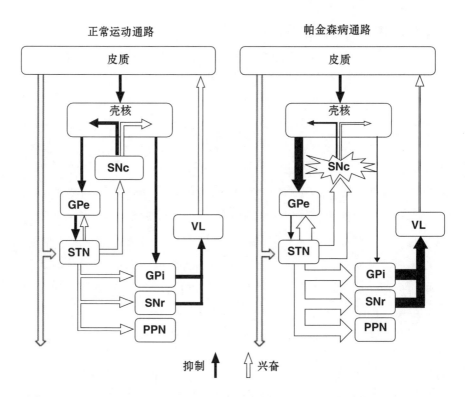

图 5-1   图示了基底神经节的标准模式,说明了直接和间接连接纹状体和苍白球的通路,及在每一条系统的多巴胺能神经元的调节作用。兴奋性纤维用黑色表示,而抑制性纤维用白色表示。模型预测了神经元在丘脑神经节启动和糖基磷脂酰肌醇在帕金森病中增加,导致脑干过度抑制和丘脑皮质的神经细胞随着帕金森病运动特点发展。与之相反,模型提出了运动障碍与丘脑底核启动、糖基磷脂酰肌醇的减少有关及丘脑和皮质运动区抑制减少相关。SNc: 黑质致密部; GPe: 苍白球外; STN: 丘脑底核; VL: 腹外侧核; GPi: 苍白球内; SNr: 黑质网状体; PPN: 脚桥核; DA: 多巴胺。全部选编自Obeso

斑核受到影响,导致了嗅觉障碍和睡眠失调(夜间兴奋和噩梦),之后,包括运动功能受损,例如位于脑干上部的黑质细胞导致运动障碍典型的帕金森病。最后,经过数十年的演变,影响到皮层功能。

帕金森综合征,广义上是包括临床症状类似于帕金森病的总称(图5-2),有许多原因例如动脉硬化症(基底神经节的卒中)、反复的头外伤、酶缺陷如威尔逊病(有家族遗传史的年轻人的鉴别诊断)、颅内压正常的脑积水或者是一氧化碳中毒、重金属中毒、海洛因中毒或农药中毒等[3]。同样可以见

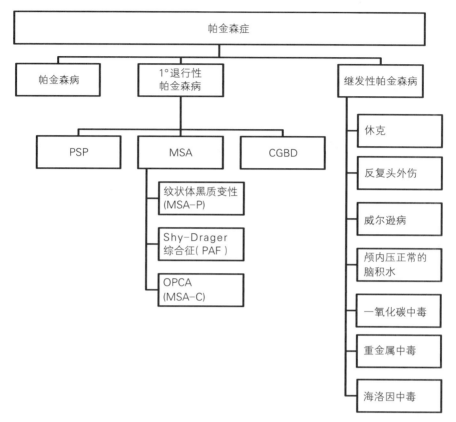

图 5-2 帕金森病的鉴别诊断

MSA-P：多系统萎缩性帕金森症；MSA-C：多系统萎缩性小脑性帕金森症；PSP：进行性核上麻痹；CGBD：皮质基底节变性；PAF：单纯自主神经功能障碍；OPCA：橄榄体脑桥小脑萎缩

于广泛的中枢神经系统的退行性疾病，如路易痴呆（发生于老年人的震颤麻痹，进行性认知障碍，注意力障碍，睡眠失调和幻视），进行性核上麻痹或理查德森病，基底节变性、多系统萎缩又名夏伊-德雷格综合征（椎体外系和椎体系症状，家族性自主神经异常和小脑共济失调）。左旋多巴（左旋多巴：3，4 二羟基-1-苯基丙氨酸）对这些非典型患者的肌张力亢进和震颤治疗的效果不好。此外，在疾病的早期阶段就出现幻觉和痴呆。当在 ICU 怀疑震颤麻痹或是帕金森病时，神经专科的专家的建议是宝贵的。神经专家可帮助诊断恶化型的帕金森病，开具使用左旋多巴的处方。帕金森病也可通过传统的精神安定剂诱发（丁酰苯，吩噻嗪类），非典型的精神安定药（氨磺必利、利培酮、氯氮平、喹硫平等),隐匿的精神安定药(甲氧氯普胺)和使用某些药草如卡瓦根。这些情况下,上述药物撤出后帕金森病症状是可逆的,当帕金森病必须持续使用这类药物时,医师更愿意使用非典型的精神安定药如氯氮平、喹硫平。

帕金森病的主要治疗方案

帕金森病是少见的能治疗的神经退行性疾病。治疗目标是通过增加大脑的多巴胺能受体和/或者降低胆碱能活性在纹状体达到一个新平衡。现已有很多关于帕金森病治疗的研究进展,但是左旋多巴仍是治疗的基石[4]。

药物治疗

左旋多巴和辅助治疗

30 年来左旋多巴是帕金森病最有效的治疗。左旋多巴是多巴胺的前体,能穿透血脑屏障和平衡多巴胺和乙酰胆碱间的神经递质(表 5-1)。通常左旋多巴、周围神经阻滞剂多巴脱羧酶如苄丝肼(多巴丝肼;美多巴®、司替碘铵®)或卡比多巴(co-careldopa;信尼麦®、卡梅特®)不易通过血脑屏障。两者的联合制剂减少了左旋多巴不良反应(恶心,低血压等)增加了血脑屏障的通透性,从而增加脑内的多巴胺的生物效应。复方制剂避免通过消化道将左旋多巴转换为多巴胺。

左旋多巴的疗效优于多巴胺激动剂。所以左旋多巴很快被引进用于疾病的治疗,特别是年轻患者,可推迟运动障碍的出现。患者的运动障碍令人印象深刻,而且有严重的致残率。它表现为各异自发的扭动(睁眼和闭眼时、扮鬼脸、舌头活动、头部转动、肩部运动、手臂或者是腿部缠绕等等)。运动障碍和病情起伏波动的机制是复杂且不清楚的,似乎与左旋多巴的波动、严重的多巴胺能缺少,多巴胺的储存减少和谷氨酰胺系统的改变等相关。晚期帕金森病,为了保持血浆浓度稳定,悬浮液的左旋多巴(20 mg/mL)和卡比多巴(5 mg/mL)的甲基纤维素凝胶(Duodopa®),可通过经皮内镜胃造瘘管经微

表 5-1 抗帕金森病的主要药物

左旋多巴＋外周多巴胺脱羧酶抑制剂	儿茶酚-O-甲基转移酶抑制剂	单胺氧化酶 B 抑制剂	多巴胺激动剂	抗胆碱能药	Antiglutamatergic 药物
左旋多巴＋苄丝肼	恩他卡朋	司来吉兰	麦角衍生物	苯海索	金刚烷胺
左旋多巴＋卡比多巴	托卡朋		溴隐亭	曲帕替平	
左旋多巴＋卡比多巴＋恩他卡朋			麦角乙脲	比哌立登	
			培高利特		
			合成药物		
			吡贝地尔		
			罗匹尼罗		
			罗替高汀		

L-Dopa: 左旋多巴；MAO-B: 单胺氧化酶 B 抑制剂；COMT: 儿茶酚-O-甲基转移酶抑制剂

量泵形式注入肠道。

患者对左旋多巴的耐受性远超过其他的帕金森病的药物。几乎没有禁忌证,除了急性心肌梗死增加严重心律失常的风险。左旋多巴的治疗期间,可出现混乱和幻觉,但是和其他的抗胆碱药物或多巴胺激动剂相比已是较少的不良反应。左旋多巴和其他酶抑制剂使用可改善耐受性。它们是单胺氧化酶 B 抑制剂(monoamine oxidase B, MAO-B)和儿茶酚-O-甲基转移酶抑制剂(catechol-O-methyl transferase COMT)。司来吉兰和选择性 MAO-B 相似对单胺氧化酶 A 存在少许作用。COMT 破坏存在于外周突触的左旋多巴的其他主要途径。COMT 允许大量左旋多巴的传递,平均 30%。恩他卡朋 (COMTan® 或 cocareldopa plus entacapone: Stalevo®) 和托卡朋(答是美)是目前欧洲商品化的 COMT。它们的作用仅仅和左旋多巴相关。由于肝脏的代谢作用,托卡朋仅用于恩他卡朋无效的时候。

多巴胺激动剂

为减少在治疗疾病过程中的反应和多巴胺治疗的运动不良反应,需探寻提高多巴胺药物转换的治疗方法,可通过直接快速刺激新纹状体的多巴胺受体突触。已发现一些多巴胺激动剂也是来源于麦角的衍生物(溴隐亭、利舒脲、培高利特)或者是人工合成药物(吡贝地尔、罗匹尼罗、罗替高汀)。除了阿扑吗啡,所有的多巴胺受体激动剂的效能弱于左旋多巴,但是它们的半衰期和药效持续时间显著延长达数小时。它更持久更稳定的作用于突触后的多巴胺受体。它们的功效已在许多研究中证实可单独用于疾病的早期阶段。研究提示减少了运动并发症的发生,尤其是在多巴胺激动剂比较单独使用左旋多巴时运动失调明显减少,但是随着疾病的进展,联合使用多巴胺激动剂和左旋多巴优于单独使用左旋多巴。当症状波动和运动障碍发生时,多巴胺激动剂的主要益处是降低病情严重度和延长患者"关闭期"。所有的多巴胺激动剂或多或少的存在相同的不良反应,如恶心,腹痛,直立性低血压,头晕或是困倦,少数激动剂出现四肢水肿,这些更多见于麦角衍生物。尽管很少发生肺部和腹膜后纤维化,但麦角衍生物也见到相关的报道,也作为它的一种不良反应。最近,报道长期使用培高利特出现心血管不良反应,可能也是归因于不良反应类效应[5]。因于培高利特作用于心肌细胞的5-羟色胺2 B受体,导致增殖性的瓣膜病变,麦角胺的作用机制同样如此。激动剂之间的相互转换治疗包括评估等效剂量和从另一天开始的激动剂替换(表5-2)。一种新型的经皮多巴胺激动剂(罗替高汀)是可行的。然而,较罗匹罗尼疗效弱而且仍有待进一步评估。

表5-2　多巴胺激动剂

药　物	商品名	麦角衍生物	半衰期	100 mg 左旋多巴等效剂量	剂量范围（mg/d）
阿扑吗啡（30 mg/30 mL）	Apokyn, lxense, Spontane, Uprima, Apokinon	否	0.3~0.5		1~10 mg/ 注射 1~8 次注射 / 天
罗匹尼罗（0.25 mg,0.5 mg,1 mg,2 mg,5 mg）	Requip, Ropark, Adartrel	否	3~6	5~6	6~24
吡贝地尔（20 mg,50 mg）	Pronoran, Trivastal Retard, Trastal, Trivastan	否	21	50~60	50~250
普拉克索（0.18 mg,0.7 mg）	Mirapex, Mirapexin, Sifrol	否	8~12	0.7	1.5~4.5
溴隐亭（2.5 mg,5 mg,10 mg）	Parlodel, Cycloset, Bromo~Kin	是	3~8	10	5~40
培高利特（0.25 mg,0.25 mg,1 mg）	Permax, Celance	是	16~21	1	0.5~5
麦角乙脲（0.2 mg,0.5 mg）	Dopergin, Proclacam, Revanil, Arolac	是	1~7	0.6	0.5~5

注:表格中商品名为美国药物商品名,仅供中国读者参考。

其他药物治疗

金刚烷胺最初是作为抗病毒药物治疗，同时，很有意思的是具有抗帕金森病效应而且独特作用于运动失调。

抗胆碱药（苯海索、曲帕替平、比哌立登）是历史上第一个有效作用于帕金森病的药物。许多已知的抗胆碱药物主要作用于震颤，但是出现一些腹部、眼睛、括约肌或者神经心理方面的不良反应，使其运用受限，限于年轻人使用。

外科治疗

这种程序只适用于进展期的帕金森病、频发的阻塞，震颤，运动迟缓，僵直和行走障碍或者是患者对药物治疗发生严重的不良反应。外科消融术如丘脑切开术（存在严重震颤）或苍白球切开术（存在刻板僵化）证实有效但不可逆。如今已越来越少采用。通过植入电极刺激皮层已逐渐取代这些消融术[6]。皮层刺激首次描述在1987年用于帕金森病的治疗。目的是通过高频刺激启动功能抑制区。起初，中间腹侧核是刺激的靶点。如今，刺激目标是丘脑底核。脑刺激减少2~5年的症状波动和特发性帕金森病的运动失调。在大部分治疗中心，通过有经验的神经专科医师评估帕金森病的药物治疗，多学科团队选出适合手术的患者。理想的患者是具备存在"断开期"严重受损，在独立的"闭合期"没有明显的认知障碍。最精确的预后判断是对左旋多巴胺的反应疗效。外科治疗的主要并发症是癫痫（10%），脑出血（8%，随着术中血压增高发生率增加）和术后短暂性的意识错乱（10%）。术后通常需要ICU治疗。

帕金森病的ICU治疗

幸运的是，帕金森病患者在收住ICU前通常就已诊断。ICU不适合从头诊断帕金森病或者是区别不同的震颤麻痹病因。有许多影响因素干扰神经科的评估（镇静作用、呼吸机）且导致临床检查不完整，但应该避免一些重要的错误：停用多巴胺治疗即使是几小时。治疗的中断会带来结果戏剧性恶化。我们已经知道帕金森病患者的特殊性及结局。除了它发生逐步老龄化这个事实外,主要的风险是源于吞咽困难和自主神经异常带来的呼吸系统损害。通过与家人沟通准确知道患者日常生活中的病情严重程度及障碍水平,这点非常重要。

病史的特殊性

呼吸衰竭

1817 年首次描述帕金森病呼吸损害和肺部并发症,在这类患者中吸入性肺炎是最常见的致死原因[7]。呼吸功能的改变常见于自主神经异常的帕金森病。吞咽困难见于疾病早期[2],原因是吞咽和呼吸的不同步和保护性咳嗽反射减少。后期患者不但经常性流涎,而且食管上段括约肌扩张和胃肠运动的减慢导致反流。无论如何,需要筛选出一个严重的标准来进一步的研究。严重标准包括:进餐时或吞咽时发生咳嗽,经常发生的肺炎,进餐时间超过 1 h,体重下降。注意一些警惕信号:舌震颤,上消化道的食物梗阻感,多涎和不能自制的流涎,咬肌张力亢进,分次吞咽,口腔和鼻腔反流,吞咽困难和胃灼热感。收住 ICU 的原因与肺炎,需行耳鼻喉科的内镜治疗有关。当观察到有明显的误吸时,需与神经专科医师和耳鼻喉科专家讨论气管切开的治疗。

在帕金森病期间,肺功能的检测经常发生改变。术后 1/3 的患者呼吸无力发生阻塞性综合征。阻塞性综合征也和限制性综合征有关。由于僵硬、呼吸肌的不能运动、喉头的肌张力增高,很容易理解患者上呼吸道吸气或呼气的阻碍原因。胸壁僵硬对 ICU 的患者尤其重要,常常会导致机械通气的损害和撤机失败。拔除气管导管后胸廓僵硬导致肺通气不足,咳嗽乏力,肺不张增加了吸入性肺炎的风险。明智的选择是尽可能地限制"断开期"。同样的,拔管后,喉部运动障碍导致喉痉挛和急性呼吸衰竭。左旋多巴和多巴胺激动剂的摄入对气道阻塞同样有显著作用,减少了呼吸暂停的风险。这类患者睡眠呼吸暂停发生频率很高。严重的中枢性呼吸暂停,呼吸节律异常,或者是潮氏呼吸和中枢性呼吸暂停很少见于严重帕金森病合并自主神经异常。麦角衍生物药物治疗延长(溴隐亭、麦角乙脲、培高利特)与肺纤维化相关[10]。

自主神经功能失调

帕金森病常见自主神经功能紊乱且伴随着神经退行性病变导致蓝斑去甲肾上腺系统和迷走神经背核功能障碍[11]。自主神经功能异常造成胃肠道问题(消化不良、过度流涎、肠蠕动减慢导致便秘),尿潴留,心动过速,心律失常,超过70%~80%自主神经功能异常伴有循环障碍。最常见的是直立性低血压,超过70%的帕金森病患者会出现直立性低血压,多巴胺激动剂加剧上述症状。除了自主神经功能异常,患者同时兼有其他低血压的危险因素:高龄,营养不良,脱水,尤其对麻醉药敏感。不推荐在ICU静脉注射多巴胺作为血管加压药治疗帕金森症。静脉注射多巴胺不能到达脑内且会导致许多心血管不良反应如心动过速和心律失常。使用麻醉药物需通过临床滴定式方法而不是定义剂量。患者存在体温调节障碍、对低体温的敏感性增加。

ICU帕金森治疗方法

ICU治疗帕金森主要的目标是不要停用多巴胺尤其是左旋多巴的治疗。左旋多巴的半衰期非常短(< 3 h),哪怕是短时间的暂停就会导致非常严重肌肉强直的反弹:常见动作减少或缺失,吞咽障碍,导致呼吸系统并发症或加重已存在的呼吸状况。此外,中断左旋多巴治疗导致神经安定剂恶性综合征,合并发热,肌僵直,意识改变,横纹肌溶解症,有时并发急性肾衰竭和凝血功能障碍[12]。左旋多巴的治疗和此次入院之前的治疗剂量相同,但要确认患者之前没有自行用超过规定剂量的药物。左旋多巴在空肠吸收,维持左旋多巴治疗不难,难在有效的管理。这并不是很容易的事,特别是在血流动力学不稳定时,患者达到稳定的有效治疗血药浓度是很难的。然而,在疾病进展阶段,左旋多巴剂量的微小改变导致运动症状波动,特别是食用了含有大量蛋白质的食物,大量食用蛋白质会减少信尼麦的吸收。食物中的蛋白质在肠道内分解为氨基酸必须穿过肠壁进入血液。左旋多巴和氨基酸

一样用同样的方式穿过肠道。在 ICU，胃管给药，万一发生胃轻瘫经常只能从通过幽门后给药。许多药存在不同配方剂型：标准，持续释放或者分散（速效性作用）。标准型的信尼麦，持续形式不同及不需要特定的胶囊，可通过胃管混合给药而对药代动力学没有明显的改变。左旋多巴分散剂因为吸收快且持续发挥作用比标准剂型有用。然而其半衰期短需每隔 2~4 h 给药。在城市实行静脉注射左旋多巴是可行的，对围手术期静脉注射方便有效。任何情况下，按神经科专家的建议去调整治疗。避免同时服用维生素 B_6。维生素 B_6 是外周左旋多巴脱羧酶的辅酶，使得左旋多巴失活同时降低疗效。长时间禁食时（例如胃手术），帕金森病的药物管理非常有挑战。可选择皮下注射阿扑吗啡或是经皮给药罗替高汀（纽普罗）。治疗运动不能的阿扑吗啡剂量是静脉注射 2 mg 或是每 10~15 min 皮下注射直到症状缓解。严重的不良反应是恶心和呕吐，更多见于从没有使用阿扑吗啡治疗的患者。这种方法较其他治疗方法，医患双方都愿意采用。适时停止抗胆碱药物激动剂增加谵妄风险。推崇麦角衍生物多巴胺激动剂需警惕同时开具儿茶酚胺处方，严厉禁止开具大环内酯类抗生素（红霉素、交沙霉素）。"麦角"中毒的潜在风险，引起剧烈的血管收缩导致四肢坏死。通过神经专家的建议可考虑用合成的多巴胺激动剂替代。单胺氧化酶抑制剂类型（MAO）主要影响的是血流动力学的改变，尤其和拟交感作用相关。治疗帕金森病单胺氧化酶抑制剂选择性作用于大脑的单胺氧化酶 B，对外周的单胺氧化酶 A 亲和力低。这就解释了使用间接拟交感神经药物的可能性，例如麻黄素和司来吉兰。司来吉兰和哌替啶存在剧烈的相互作用。限制使用司来吉兰和阿片类药物处方。

药物加重帕金森病

帕金森病和神经退行性疾病帕金森综合征的患者尤其对抗多巴胺药物敏感如精神安定剂（吩噻嗪、丁酰苯）或是特定的镇吐药（甲氧氯普胺、异丙嗪）。这些药物非常低的剂量也会导致严重的肌张力亢进，运动不能和恶性精神安定剂综合征。如果必须使用抗精神类药物，要系统反复评估帕金森综合征恶化症状或发热,优选新型药物(氯氮平或喹硫平)。关于镇吐药,更好的是 5-HT3 受体拮抗剂(setrons)。

有关麻醉药物的使用方法

内科医师需了解镇静药物治疗帕金森的特殊性[13,14]。安眠药中目前可获取到的苯二氮䓬类药物的少量文献,提示帕金森病老年患者对苯二氮䓬类药物药物敏感性增加,未见肌张力亢进或肌僵直的并发症报道。关于硫喷妥钠,有使用后加重了帕金森综合征的几个病案报道,虽然没有显示存在因果关系的证据,但是需谨慎使用。动物实验,硫喷妥钠减少了纹状体多巴胺的释放。可使用异丙酚但需减小剂量,原因是帕金森病患者对其敏感性更高[15]。然而,已有关于异丙酚导致运动障碍的描述,尤其是中断左旋多巴治疗。患者采用左旋多巴治疗时,联合使用氯胺酮会加剧交感反应。据报道低剂量的左旋多巴(0.1~0.5 mg/kg)没有明显的不良反应。帕金森病患者需谨慎使用阿片类物质。已有一些文献报道在使用芬太尼后出现肌僵直。总之,阿片类药物通过抑制突触前多巴胺释放导致肌僵直。也有描述在使用了阿芬太尼后出现急性肌张力障碍。麻醉剂滴定法存在困难,因为常见的痛苦症状(心动过速、高血压)被自主神经功能异常掩盖。甚至,在运动不能情况下疼痛行为量表会导致误判。允许帕金森病患者使用低剂量吗啡,以减少运动障碍而高剂量导致运动不能。目前没有报道非去极化神经肌肉阻滞剂会加重帕金森病症状。

其他预防措施

帕金森病患者存在高风险术后并发症,而且这些并发症没有被早期认识使其诊断延迟。肌僵直和运动不能、自发的身体和四肢运动减少预示患者存在高风险的深静脉血栓,肺栓塞,压迫性褥疮和周围神经病变。必须对疾病预期后果行预防治疗。推荐进行早期下床活动,下肢行间歇性气压治疗和预防性使用肝素(低分子肝素或是普通肝素)。

参考文献

［1］ de Rijk MC. (1997) Prevalence of Parkinsonism and Parkinson's disease in Europe: the EU-ROPARKINSON collaborative study. European community concerted action on the epidemiology of Parkinson's disease. J Neurol Neurosurg Psychiatry 62(1):10-15.

［2］ Olanow CW, Stern MB, Sethi K. (2009) The scientific and clinical basis for the treatment of Parkinson disease. Neurology 72(21 Suppl 4):S1-S136.

［3］ Lees AJ, Hardy J, Revesz T. (2009) Parkinson's disease. Lancet 373(9680):2055-2066.

［4］ Poewe W. (2009) Treatments for Parkinson disease—past achievements and current clinical needs. Neurology 72(7 Suppl):S65-S73.

［5］ Dupuy D. (2008) Valvular heart disease in patients with Parkinson's disease treated with pergolide. Course following treatment modifications. J Neurol 255(7):1045-1048.

［6］ Benabid AL. (2009) Deep brain stimulation of the subthalamic nucleus for the treatmen of Parkinson's disease. Lancet Neurol 8(1):67-81.

［7］ Aboussouan LS. (2005) Respiratory disorders in neurologic diseases. Clevel Clin J Med 72(6):511-520.

［8］ Ebihara S. (2003) Impaired efficacy of cough in patients with Parkinson disease. Chest 124(3):1009-1015.

［9］ Shill H, Stacy M. (2002) Respiratory complications of Parkinson's disease. Semin Respir Critcare Med 23(3):261-265.

［10］ Tintner R. (2005) Pleuropulmonary fibrosis after long-term treatment with the dopamine agonist pergolide for Parkinson disease. Arch Neurol 62(8):1290-1295.

［11］ Micieli G. (2003) Autonomic dysfunction in Parkinson's disease. Neurol Sci 24(Suppl1):S32-S34.

［12］ Takubo H. (2003) A collaborative study on the malignant syndrome in Parkinson's disease and related disorders. Parkinsonism Relat Disord 9(Suppl 1):S31-S41.

［13］ Kalenka A, Schwarz A. (2009) Anaesthesia and Parkinson's disease: How to manage with new therapies? Curr Opin Anaesthesiol 22(3):419-424.

［14］ Nicholson G, Pereira AC, Hall GM (2002) Parkinson's disease and anaesthesia. Br J Anaesth 89(6):904-916.

［15］ Fabregas N. (2002) Modeling of the sedative and airway obstruction effects of propofol in patients with Parkinson disease undergoing stereotactic surgery. Anesthesiology 97(6):1378-1386.

第六部分　内科疾病

ICU中自身免疫性疾病的治疗

L. Chiche、G. Thomas、C. Guervilly、F. Bernard、J. Allardet–Servent、Jean–Robert Harlé

要点

- 特殊临床表现(相关综合征)或者生物学标记物引导临床医师诊断自身免疫性疾病。
- 生物学(如抗嗜中性粒细胞胞质自身抗体)检查帮助ICU做出快速诊断。
- 暴发性自身免疫性疾病,早期监测和治疗感染可同时进行,如果必要的话,包括详尽的检查,建议在行免疫抑制剂治疗前行有创检查(如肺活检)。
- 当怀疑伴随感染或存在不能控制的感染时,皮质类固醇和/或静脉注射免疫球蛋白可优先选择。
- 危重患者要用一些超说明的药物时,应该到咨询中心获得批准。

介绍

"系统性疾病"这一术语常常是指"系统"自身免疫性疾病,区别于其他器官的免疫性疾病比如糖尿病或甲状腺炎。系统疾病主要分为两种类型:结缔组织病和系统性血管炎[4]。以不同的生理机制,临床表现,诊断治疗以资鉴别。系统性自身免疫疾病患者可在疾病的不同阶段收入ICU。首先,在疾病早期即免疫反应暴发释放期,医师需知道如何进行诊断。对于已诊断系统性疾病的患者,一方面医师需面临决定什么时候患者转入ICU,另一方面,面对治疗的挑战,需调整患者适应ICU的治疗,临床上这种情况多见。

这段时期,要从中区别系统性疾病并发继发感染很困难。事实上,因需要接受免疫抑制剂治疗,患者有特别高的风险发展为机会性感染和/或严重感染。患者的严重器官功能障碍有可能在自身免疫状况下逆转,因此医师需采取最大程度的支持治疗,连续地对这些患者不同的情况进行讨论以提供理想治疗方案。

在ICU诊断系统性疾病

"要学习怎样去诊断系统性疾病,那就必须去学习如何想到它"。这类疾病,俗称"孤儿",并不是像很多人认为在医学界中少见(举例来说系统性红斑狼疮发病率30例/100 000人)。医师应该多留心这些还没明确诊断的系统性疾病患者。事实上,一些患者一开始就表现为暴发性的系统性疾病,而一些表现为非典型的系统性疾病类型,导致诊断延迟直至出现严重并发症才被发现。如何在患者收住ICU时就考虑到系统性疾病的诊断?在ICU多器官功能衰竭是很常见的事件,只有一些与之相关的临床症状和生物学标记提示该病(表6-1)。一些相关综合征也可导致医务工作者怀疑此病。

系统性疾病表现为弥漫性肺泡出血,或是独立的或是肺肾综合征的一部分(表6-2)。

抗嗜中性粒细胞胞质自身抗体(anti-polynuclear neutrophil cytoplasmic antibodies, ANCA)和抗肾小球基底膜抗体(anti-glomerular basement membrane antibodies, GMB)需要急诊在24 h内出结果。

相关的肌肉症状和迅速进展的浸润性肺病(几周内)需检查多发性肌炎或皮肌炎。自身免疫性肌炎也许和肿瘤相关,需尽快诊断,肿瘤可能限制侵入性检查且大部分患者中需长期资源支持。

重症哮喘和肺外临床表现(多发性神经炎、皮肤血管炎、鼻窦炎)可提示变应性肉芽肿性血管炎。

最后,系统性疾病可经常性观察到较少的特异性临床表现:关节炎,血细胞减少(自身免疫或血栓性微血管病),急性肾衰竭包括/未包括肾小球疾

表 6-1　ICU 系统性疾病的临床生物标记和相关诊断试验

系统性疾病	临床体征	生物标记	生物诊断试验
系统性红斑狼疮	蝶形红斑（蝙蝠） 秃头症，口腔溃疡	C 反应蛋白降低，补体消耗，自身免疫性血细胞减少，血栓性微血管病	抗核抗体，抗 DNA 抗体，抗 Sm 抗体
系统性硬化病	指／趾硬化病 雷诺综合征 毛细血管扩张	血栓性微血管病	抗核抗体，抗中性粒细胞抗体或抗 Scl70 抗体
自身免疫性肌炎（PM／DM）	上眼睑上紫色的皮疹 戈特征，肌肉无力	磷酸激酶增高	抗核抗体 Anti-jo1...
抗磷脂综合征／灾难性抗磷脂综合征	青斑，多发动脉或静脉血栓形成	活化部分促凝血酶原激酶时间延长，血栓性微血管病	狼疮抗凝物和／或抗心磷脂多发动脉或静脉血栓形成血栓性微血管病抗 B2GpI 抗体
成人斯蒂尔病	躯干上短暂皮疹 咽炎	铁蛋白增高（糖基化分数＜20%）	
白塞病	假性毛囊炎，双极性口腔溃疡，葡萄膜炎或静脉血栓	噬血细胞综合征	针刺试验 葡萄膜炎 HLA B5
Churg-Strauss 综合征（变应性肉芽肿性脉管炎）	严重的皮质依赖性哮喘	嗜酸性粒细胞增多症（>1 500）	p-ANCA
韦格纳综合征	鼻窦炎，耳炎，鼻畸形—鞍鼻		c-ANCA
显微镜下多血管炎	肺肾综合征		p-ANCA
冷球蛋白血症	紫癜，雷诺综合征	补体 4 消耗	冷沉淀
结节性动脉周围炎	网状青斑，遗疡，无肺部受累	C 反应蛋白增高＋沉降率降低	HVC 血清学 无 ANCA HBV 血清学

C4：补体 4；CRP：C 反应蛋白；ANA：抗核抗体；PM：多肌炎；DM：皮肌炎；APS：抗磷脂综合征；CAPS：灾难性抗磷脂综合征；TMA：血栓性微血管病；ANCA：抗多核中性粒细胞胞浆抗体；HBV and HVC：乙肝病毒和丙肝病毒；SR：沉降率。验：过敏反应 48 h 穿刺点用盐水皮内反应显示；

表6-2　弥漫性肺泡出血和／或肺肾综合征的病因

全身性红斑狼疮
显微镜下多血管炎
Churg — Strauss 综合征（变应性肉芽肿性脉管炎）
韦格纳综合征（肉芽肿性多血管炎）
肺出血肾炎综合征
抗磷脂综合征
冷凝球蛋白血症
类风湿性紫癜
血栓性微血管病
类肉芽瘤病
系统性疾病肾衰竭引起的心源性肺水肿
系统性疾病并发肺部感染致急性肾衰竭

病（肾炎或肾病综合征），中枢神经系统（多次卒中，脑膜-脑炎）和／或周围神经系统疾病。

血管炎和抗磷脂综合征（anti-pholipid syndrome, APS）中发现动脉和静脉血栓，医师需识别暴发性 APS，称为灾难性抗磷脂综合征（CAPS），但在临床上往往直至最近才认识。这种非常严重的情形是短时期内大量动脉和静脉血栓形成（少于1周），伴多器官功能衰竭。CAPS预后非常差且死亡率约 50 %[1]。诱发因素经常是感染，但是也可见于创伤，肿瘤或／和近期停用长期抗凝剂。系统性红斑狼疮是自身免疫性疾病，APS和 CAPS 最常与之相关。灾难性抗磷脂综合征引起多器官损害，受累器官包括：肾（80 %），肺 （65 %），中枢神经系统（55 %），心脏（50 %）及皮肤（50 %）。肾上腺和胃肠道也可形成血栓。生物学上，血栓性微血管病标记物和弥散性血管内凝血在 CAPS 常见。乳酸脱氢酶（lactate dehydrogenase, LDH）增加和梗死及溶血的强度相关。血小板减少，有时意义重大，不要因此该延迟有效的普通肝素抗凝治疗。其他治疗包括大剂量的皮质激素疗法，血浆置换，免疫抑制剂和／或静脉注射免疫球蛋白（intravenous imnounoglobulius, IVIG）。

最后,一些既往病史(经常需询问患者的家属获得)可帮助诊断:自身免疫病史、近期避孕史、近期怀孕(狼疮)、反复流产史及血栓。流行病学上,患者通常年轻,自身免疫性疾病以女性为主。明确系统性疾病诊断,需依靠血检和组织学证实。

对结缔组织病,关键是抗核抗体,如果抗核抗体阴性不太可能做出此诊断。相反,如果是阳性,它们特异性却低(在一些药物治疗后抗核抗体经常为阳性),而且要求做抗 DNA 抗体(狼疮)和抗 ECT(或 ENA)抗体:Sm(狼疮),SSA 和 SSB,RNP,SC170 和着丝点(硬皮病),Jo1 和其他的肌炎特性自身抗体检查。

抗心磷脂抗体和循环狼疮抗凝物(后者为缺乏肝素)是诊断为 APS 必需的生物学标志物(间隔 12 周 2 次监测,出现其中一个)。

低补体血症(CH50,C3 和 C4)是系统性狼疮可迅速获取的补充证据。有肾损害的情况,肾活检是确诊狼疮性肾炎的必要检查可帮助明确患者预后。ICU 肾活检通常难以进行,因为需要患者绝对俯卧位且需要控制呼吸,这类患者肾活检可通过超声波或是 X 计算机引导,如有止血/凝血障碍,可选择经静脉的活检,尽管获得的肾组织通常很少。在 ICU,这个方法似乎是可接受的,且具有较高的诊断价值和对治疗有很大贡献。

肌炎,磁共振检查可指导在股四头肌或三角肌中肌肉活检。

关于血管炎,抗中性粒细胞胞质抗体(anti-polynuclear neutrophil cytoplasmic antibodies,ANCA)有助于诊断。免疫荧光法(immunofluorescence,IF)揭示了核周型(p-ANCA)或胞质型(c-ANCA)荧光。目标抗原用酶联免疫吸附试验标记:蛋白酶 3(proteinase3,PR3)标记胞质的抗中性粒细胞胞质抗体,过氧化物酶(myeloperoxidase,MPO)标记核周的抗中心粒细胞胞质抗体。缺乏抗中性粒细胞胞质抗体不能排除血管炎的诊断,特别是微小动脉炎(micropolyangitis,MPA)或是 Churg-Strauss 综合征(变应性肉芽肿性脉管炎),核周型抗中心粒细胞胞质抗体分别占到 70% 和 40%。胞质型抗中性粒细胞胞质抗体阳性针对肉芽肿性血管炎(以前的韦格纳病)非常有特异性且可延迟有风险的活检(例如肾)。相反,在感染或是中毒(感染性心内膜炎、可卡因)的情况下,并不少见出现假阳性的抗中性粒细胞胞质抗体(通常,荧光法和酶联免疫吸附试验不一致）。颞动脉活检是一种微创性操作,常常用来明确巨细胞动脉炎的诊断,但有时能诊断坏死性血管炎。肌电图可确定受累的外周神经和/或指导合适的神经-肌肉活检。这两种检查可作危重病性多神经病的鉴别诊断。如果强烈怀疑冷球蛋白血症,检查是个漫长的过程（＞1周）和存在许多技术上的困难,导致若高度怀疑,需重复检查（连续3天）。容易获取的低水平 C4（和正常水平的 C3）和类风湿因子阳性可间接支持冷球蛋白血症性脉管炎（CV）。最后,评估冷球蛋白血症性脉管炎病因需寻找明确的病毒（HIV、HBV、HCV、小 DNA 病毒科 B19）,那是因为治疗根本不同。

　　总的来说,系统性疾病通常包括涉及几个器官（图 6-1）,通常病原学调查是阴性。除了对少见致病因素或肿瘤的调查外,必须直面临床表现,了解自身免疫系统性疾病是如何引起和诊断的。生物学快速检查可增加疑诊,系统性疾病需依靠组织学确认。

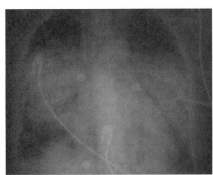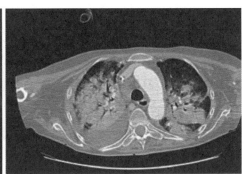

图 6-1　系统性疾病胸片（左侧）和胸部 CT（右侧）

在ICU严重系统性疾病的治疗

　　医师需对确诊的系统性疾病进行治疗,无论累及器官与否。仅需回答一个问题:"是系统性疾病暴发吗或是合并了并发症（感染,医源性）吗?"回答这个问题是困难的,特别是在系统性疾病期间频繁出现发热,有生物学炎性综合征伴随 CRP 增高（除了在狼疮情况下,血浆 CRP 增高仅见于 seritis 或是感染时）及获得血培养和免疫学调查结果会不可避免地延迟。评价降钙素原水平（particularly level, PCT）对鉴别一些感染（尤其是细菌的）和系统性疾病活动（PCT 通常是阴性）似乎有用。然而，这种以降钙素原受到假阴性（局部的细菌感染而血浆降钙素原阴性）和假阳性（嗜血细胞性淋巴组织细胞增生综合征和 / 或斯蒂尔病限制）。此外，通常不容易出现系统性疾病活动同时并发感染[2]。的确，触发自身免疫性疾病活动的诱因可能是感染。相反，疾病暴发可能会短暂地增强免疫抑制和利于机会性感染。感染的发生差别极大，取决于原发病、病情严重程度和已使用的抑制免疫的治疗。机会性感染的风险与淋巴细胞减少的程度相关性不佳。接受环磷酰胺治疗的患者常常建议行肺孢子虫预防，不论 CD4 淋巴细胞计数结果如何。至于呼吸系统临床表现，鉴别诊断依靠支气管肺泡灌洗获取肺泡液的细胞学分析（用 Perls 染色检查肺泡出血；多形核白细胞增多表明感染阶段或主要以淋巴细胞增多可能提示疾病暴发）。支气管肺泡灌洗的微生物学分析应该是广泛的（缓激肽培养和聚合酶链反应、肺孢子病的聚合酶链反应、巨细胞病毒聚合酶链反应、单纯疱疹病毒培养和聚合酶链反应、曲霉半乳甘露聚糖水平、细菌亚基 16S 聚合酶链反应等），且和血清学检查有关联（曲霉半乳甘露聚糖，pp65 抗原血症和定量巨细胞病毒聚合酶链反应，非典型细菌血清学）。

呼吸系统症状恶化，怀疑机会性感染，理论上应停止所有抗感染治疗 48~72 h 后行支气管肺泡灌洗检查。当数次重复的支气管肺泡灌洗检查仍为阴性时或当呼吸参数恶化时（肺顺应性下降可能提示肺纤维化进程），或是当诊断没有明确时，需由外科医师尽快完成患者床旁开胸肺活检。它的并发症概率是低的（< 5 %）而在诊断方面的获益和对治疗的影响是重大的[5]。它能提供从其他试验无法提供的信息，从根本上改变治疗，如观察到疱疹病毒感染的特征就可以增加抗病毒治疗。当观察到间质或是肺泡内纤维化就应该行糖皮质激素疗法。近期的纤维化程度能预测对糖皮质激素疗法的反应性。最终，一些病例中组织学检查可以确诊系统性疾病。当肺活检没有提示纤维化时，而是后期怀疑发展为纤维化时，可通过血样或是支气管肺泡灌洗样本测定出高水平的原胶原蛋白 3 诊断。

很难界定患者转入 ICU 的"最佳时间"。这类患者通常有严重免疫抑制，源于疾病本身，特别是源于系统性疾病的治疗。经常出现病情不利的演变，出现器官功能衰竭时需转入 ICU。在那种形势下，连续性临床治疗且机械通气的患者既接受广谱抗生素又给予皮质激素治疗。有时候,在呼吸系统恶化前,将患者转入 ICU 似乎更明智,并且能及时在早期完成支气管肺泡灌洗检查,不必等到一线、二线抗感染治疗失败时。甚至是严重低氧血症的患者在 ICU 行无创呼吸机时使用温和的镇静剂行纤维支气管镜检查是安全的。

常规机械通气(经口气管插管)是导致感染或是气压伤的原因,尤其在韦格纳病,已有自发性气胸的报道。

一旦诊断系统性疾病暴发,随之而来的问题是预后和治疗。在 ICU 的预后不能通过常规评分评估(举例来说血管炎的 5 项因素评分),而是依赖于危重症评分(如 SAPS Ⅱ, SOFA 评分)。然而,决定暴发严重性更重要的是通过临床和组织学方法。一些特殊原因(机械通气,出凝血等)、利益风险比使一些活检推迟甚至是取消了。目前最主要治疗仍为静脉注射大剂量糖皮质激素疗法(甲泼尼龙,500~1 000 mg),连续 1~3 天,对于严重病例继续维持糖皮质激素疗法 1~2 mg/kg。糖皮质激素疗法通常耐受性好(输液不小于 30 min)。然而,对于严重的系统性疾病需快速给予免疫抑制剂治疗(尤其是狼疮和血管炎)。方案依赖于系统性疾病,也根据年龄和 / 或肾功能,可选择 0.5~0.7 mg/m^2 环磷酰胺治疗。每 2~4 周重复治疗,监测血常规,通过水化和 / 或美斯钠(巯乙磺酸钠)预防器官毒性。由于报道美斯钠在自身免疫疾病基础上出现频发的过敏反应,且比单独水化治疗没有优越性,在患者存在液体过负荷高风险而导致水化治疗困难时,可谨慎使用该药物。在怀疑或是证明感染并发疾病暴发后,可以作为数不多的替代方案。系统性血管炎每月一次静脉注射免疫球蛋白作为经典的免疫抑制治疗前的过渡选择[3]。利妥昔单抗(单克隆抗 CD20 能诱发选择性的 B 淋巴细胞消耗)可作为在这类"高风险"感染类型的另一种选择。用于诱导缓解的最近数据(尤其是在 ANCA 血管炎)令人鼓舞,但可能低估了这种生物治疗的感染风险。重要的是要探讨启动专科治疗和 / 或参考有关这类系统性疾病的治疗。最后,"老"的治疗方法值得重症医学专家关注。酶转换抑制剂作为治疗硬皮病肾脏危象的药物选择,改变患者预后。每日大于 15 mg 的糖皮质激素疗法不推荐用于硬皮病患者,因为它促进了肾危象的发展。血浆置换可用于血栓性微血管病变(狼疮和／或抗磷脂综合征），同样也对肺出血肾炎综合征的治疗有益（尤其是肺泡内出血），且改善了血管炎伴严重肾功能衰竭＞ 500 μmol/L 的肾脏预后。应该注意的是，通常的肾上腺皮质激素治疗因感染原因在入院时中断，重症医学专家应该通过给予每日 100~200 mg 氢化可的松预防急性肾上腺功能危象直到恢复糖皮质激素治疗。

同样需注意检测 β-HCG 水平确定患者是否怀孕，因为怀孕对系统性疾病，如狼疮，是一个诱发因素且影响治疗的选择（理论上在怀孕期间只有肾上腺皮质激素，硫唑嘌呤，环孢素，抗疟疾药和静脉注射免疫球蛋白可以选择）。

重症监护支持治疗的惯例

除了硬皮病和伴有侵袭性肺纤维化的自身免疫性肌炎（和／或潜在肿瘤形成），系统性疾病的器官功能损害通常是可逆的。从器官的角度出发，早期开始免疫抑制治疗对避免远期后遗症和复发导致的功能缺失是至关重要的。系统性疾病通常好发于"年轻"且大部分炎性病变是可逆的，所以医师在等待缓解前值得重症医学专家用最大限度的支持治疗。硬皮病或者其他系统性疾病伴随不可逆性的肺纤维化时，肺移植仍然是个优先选择，这类患者一年生存率比得上没有硬皮病的移植患者，但他们可能存在登记后更长时间的等待，没有优先移植名额，机械通气患者可能发生院内感染事件（细菌和／或病毒）。

急性呼吸衰竭是最常见的器官功能衰竭。弥漫性肺泡出血因分流效应导致低氧血症。高碳酸血症提示呼吸肌疲劳或者是存在肺循环微血栓相关的死腔效应。低氧血症和／或高碳酸血症可能导致首先行无创通气。通过正压无创呼吸的一部分止血效应，提高了弥漫性肺泡出血的氧合作用，然而在肺纤维化或是间质感染性疾病中作用非常不恒定。因此，经过1~2 小时无创呼吸机治疗，确定是否继续呼吸辅助。如果无创呼吸机不能很好耐受，选择使用高流量吸氧治疗。如果存在呼吸急促或低氧血症，就不要延迟使用有创机械通气的时机，这样也可在良好的条件下行支气管肺泡灌洗,还降低呼吸肌作功的耗氧量。最后,肺实质的损害经常导致形成肺动脉高压或恶化。

既往肺动脉高压(pulmonary arterial hypertension, PAH)恶化可导致难治性低氧血症或是右心室衰竭,在此背景下特别有害。随着右心室的急性扩张出现急性肾衰竭和患者预后恶化(相关死亡率 50%)。因此在这种情况下必须监测肺动脉压力(pulmonary arterial pressure, PAP)和右心室功能(right ventricular, RV)。肺动脉导管(pulmonany arterial catheter , PAC)仍然是参考工具。通过经胸壁超声心动图或是在机械通气情况下最好行经食管超声心动图可容易获取非侵袭性和快速评估 PAP 和 RV。从治疗的观点,存在危险的 PAH 证明得使用血管扩张药。推荐在 PAC 监测下使用这类药物。吸入 NO 刺激肺毛细血管平滑肌细胞 GMPc,且确保在通气区域选择性血管舒张。假如能观察减量, NO 的剂量需逐渐减少以获得最小有效剂量。如果突然中断,可能发生反跳效应。其他类型的药物也可使用,但仅有口服剂型。西地那非(Revatio®)是选择性磷酸二酯酶 V 抑制剂。它不仅导致肺血管舒张还舒张周围血管,是使用 15~30 min 后发生低血压的原因。在 ICU 可通过胃管给予 20 mg,每日 3 次。被视为治疗肺动脉高压急性期的治疗方法,但不推荐用于急性呼吸窘迫综合征。相比较,波生坦(Tracleer®),是内皮素-1 受体的选择性拮抗剂,更多地应考虑为远期治疗(作用延迟 4~6 周)。停药后可能会导致肺动脉压力反弹。理论上需通过胃管足量给药(125 mg,每日 2 次)。给予静脉注射前列环素(Iloprost®)或是气雾剂价格昂贵但是可作为替代方案。不久的将来就可获得上述一些口服药物的静脉制剂。

最后,难治性右心衰竭(对血管舒张剂和强心剂无效)和 / 或是难治性低氧血症,体外膜肺氧合可能有效。如是肺部主要受损(低氧血症-高碳酸血症),静脉-静脉体外膜肺氧合有治疗作用。合并左心室衰竭时静脉-动脉体外膜肺氧合有效。如仅仅是继发于低氧-高碳酸血症的右心室衰竭,不是静脉-静脉体外膜肺氧合的适应证,因为纠正低氧-高碳酸血症后,肺动脉压力会大幅降低。在这种情况下,体外膜肺氧合仅作为等待免疫抑制药物缓解临床暴发症状或是等待肺或心脏移植的暂时性替代疗法。由于血小板减少症和频发血小板病,抗凝治疗选择尤其困难。基于此建议静脉-

静脉模式优先选择，因为无需治疗剂量的抗凝。在所有情况下，决定开始体外膜肺氧合需考虑到许多因素，如患者的年龄，衰竭器官数，血小板水平和远期治疗效果。当患者在等待移植名单需改进当前状态为"超级-急诊"，常常需和专门的多学科团队探讨。当然，早早将这类患者转移至有能力进行急诊肺移植的中心是合理的。而且，体外膜肺氧合可在转院前由专业的移动团队实行。

结论

总之，在疾病最危险的时期应鼓励专科医师（内科医师、肾脏专科医师等）和重症医学专家共同讨论协商自身免疫系统性疾病的治疗。重症医学专家需知道如何诊断该病。当诊断成立时，重症医学专家要确保重要功能的替代治疗以便等待免疫抑制剂发挥疗效，与此同时需警惕感染的发生，并积极治疗特别是严重的、与系统性疾病暴发同时出现的不典型感染。最后，重症医学专家是这些疾病治疗专家组的核心发言人。治疗中心每日进行讨论制订出指导重症医学专家治疗患者的综合性诊治方法（图 6-2）。

要区别三个连续的步骤：诊断（确诊和鉴别）、治疗（特定的和对症的）、目标（可同时制订）。首要是诊断：急诊查自身抗体检测（打电话给免疫学家），在 24~48 h 后，尤其如果自身抗体阴性时，需讨论肺外活检。在这个阶段，降钙素原（procalcitonin, PCT）和支气管肺泡灌洗（bronchoalveolar lavage, BAL）可能会有价值。在 48~72 h，由于疾病危重，BAL 的微生物结果（细菌和病毒培养，PCR）帮助指导开始行抗感染治疗。在第一周结束时，如果仍不能确定系统性疾病诊断时，需讨论肺活检。当诊断系统性疾病而没有无法控制的感染时，就开始环磷酰胺特异性的免疫抑制治疗。在等待改善期间，一氧化氮的应用可改善患者的低氧血症。万一病情加重，需采取最后的"抢救"步骤，治疗最好在肺泡灌洗和 / 或是肺活检"指导"下。当在等待这些检测结果和 / 或等待新治疗起效时，体外膜肺氧合对有望缓解和 / 或可获得肺移植的病例是合理的治疗。

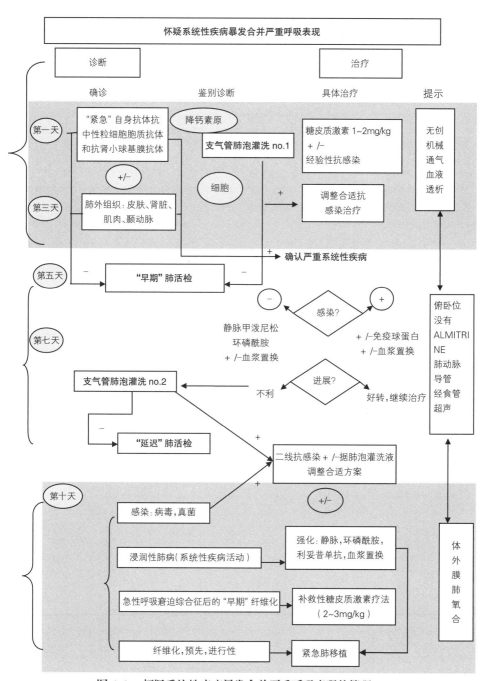

图6-2 怀疑系统性疾病暴发合并严重呼吸表现的管理

参考文献

［1］ Cervera R, Font J, Gómez-Puerta JA, et al. (2005) Validation of the preliminary criteria for the classification of catastrophic antiphospholipid syndrome. Ann Rheum Dis 64:1205-1209.

［2］ Hausfater P. (2007) Procalcitonin measurement in adult clinical practice. Rev Med Interne 28:296-305.

［3］ Martinez V, Cohen P, Pagnoux C, et al. (2008) Intravenous immunoglobulins for relapses of systemic vasculitides associated with antineutrophil cytoplasmic autoantibodies: results of a mul-ticenter, prospective, open-label study of twenty-two patients. Arthritis Rheum 58:308-317.

［4］ McGonagle D, McDermott MF. (2006) A proposed classification of the immunological diseases. PLoS Med 3:e297.

［5］ Papazian L, Doddoli C, Chetaille B, et al. (2007) A contributive result of open-lung biopsy im-proves survival in acute respiratory distress syndrome patients. Crit Care Med 35:755-762.

线粒体病

Djillali Annane、Diane Friedman

> **要点**
> - 异常 DNAmit 或 DNAncl 基因编码呼吸链。
> - 临床表现具有广泛多样性,许多器官 / 组织受累及,多有家族线粒体病史。
> - 结果阴性时需要反复多组织进行采样复查。
> - 目前没有特殊治疗方法。

介绍

线粒体病是最常见的代谢障碍疾病。原因是转运呼吸链蛋白编码基因缺失,包括核糖核酸转运,核糖体核糖核酸,或是转运蛋白。目前缺乏线粒体病的流行病学资料。最近的一项研究提出线粒体脱氧核糖核酸突变发生率为 12.5 例 /10 万人[1]。

遗传学

基因异常影响线粒体病的临床表型和治疗。

线粒体是细胞内的关键组成,其内膜的呼吸链产生三磷酸腺苷为生命提供能量。

人类细胞存在许多线粒体。每个线粒体有多套线粒体脱氧核糖核酸(mitDNA)副本。因此,细胞同时存有正常的线粒体脱氧核糖核酸和突变体[2]。这种现象称为异质性。在细胞分裂过程中,根据有丝分裂,单个器官随机发生突变。表型取决于每个组织中突变体数目的比例。通常,当突变体 ≥ 80%时,疾病表型明显[2]。

另一个特征是呼吸链的蛋白质编码基因可以来源于 mitDNA（13 种不同的基因）或来源于细胞核 DNA-nclDNA（成百个基因）。mitDNA 异常占20% 的线粒体病。他们是母婴传播而 nclDNA 异常是孟德尔异常，常染色体或隐性遗传，伴或不伴 X 染色体异常。最后，mitDNA 比 nclDNA 更易发生突变，不能够自我修复[3]。这些遗传特异性解释庞大的表型异质性和随后的诊断和治疗问题。

病理生理学

呼吸链产生的 ATP 由 5 个酶复合物和 2 个移动电子制造：辅酶 Q10（CoQ10）和细胞色素 C[1]。线粒体通过氧化游离脂肪酸（ β 氧化），羧酸（柠檬酸循环）和氨基酸起代谢作用[4]。ADP 经过一系列酶促反应，通过氧化磷酸化和氧的消耗转化为 ATP。

1. 糖酵解[3]

在第一步骤中，葡萄糖转化为丙酮酸，然后通过丙酮酸脱氢酶（ pyruvate dehydrogenase, PD ）转化为乙酰辅酶 A。随后，乙酰辅酶 A 变为还原型烟酰胺腺嘌呤二核苷酸（ NADH ），产生 ATP。丙酮酸脱氢酶被 NADH、乙酰辅酶 A、三磷酸腺苷和缺氧条件经负反馈作用阻断。然后，丙酮酸堆积代谢为乳酸和丙氨酸。在异常情况下，一顿饭含有大量的糖会导致高乳酸血症和线粒体病临床表现恶化（图 6-3 ）。

2. 游离脂肪酸氧化[3]

空腹时游离脂肪酸发生 β-氧化。脂肪酸结合肉碱生成酰基肉碱，其代谢产生的乙酰辅酶 A 和还原型黄素腺嘌呤二核苷酸（ FADH2 ），有助于产生三磷腺苷。在空腹状态下，乙酰辅酶 A 转化为 β 羟丁酸盐，是大脑的主要能量来源。相反，进食后，乙酰辅酶 A 转化为 NADH。

β-氧化因肉碱缺乏被抑制，被富含脂肪酸的膳食或持续锻炼加强。那么，在空腹状态时，脂肪酸异常分解导致患者症状恶化（图 6-4 ）。

3. 氧化磷酸化[3]

氧化磷酸化发生在呼吸链的 5 个复合物中。NADH 是复合物 Ⅰ（ NADH-

CoQreductase）的底物，FADH2 是复合物 Ⅱ（succinate-CoQreductase）的底物。复合物 Ⅲ 是细胞色素 C 还原酶辅酶,复合物 Ⅳ 是细胞色素 C 氧化酶,复合物 Ⅴ 是 ATP 酶。电子转移从复合物 Ⅰ 或是复合物 Ⅱ 到其他复合物产生质子梯度。复合物 Ⅴ 由耦合的 ADP 转化为质子梯度产生 ATP（图 6-5）。

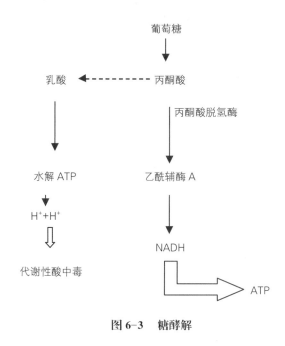

图 6-3　糖酵解

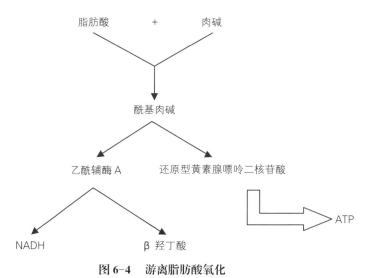

图 6-4　游离脂肪酸氧化

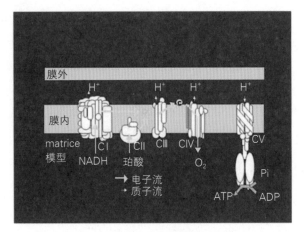

图6-5　线粒体呼吸链

诊断

1. 来自 Raymond Poincaré 医院综合 ICU 的病案报道

DL 先生，31 岁，医院工作人员，因脓毒症收住 ICU。既往无特殊病史。他的姐姐有运动障碍，早年病逝。他的弟弟诊断出多发性硬化症，表现为视神经病变、小脑综合征、锥体综合征和勃起功能障碍。他的双胞胎弟弟也诊断为视神经病。在 ICU 时，明确感染源于泌尿系。进一步检查诊断为神经性膀胱、脑积水、视神经病变、体表诱发电位改变、脑脊液中蛋白水平升高，丙酮酸升高而乳酸及 PH 水平正常。脊柱磁共振成像是正常的。在未来的 10 年中，患者多次卒中导致认知功能恶化、严重运动障碍需经肠膀胱成形术永久引流尿液。他也患上肥厚型心肌病。肌肉活检发现严重考克斯马赛克（Cox mosaic）缺陷合并呼吸链缺陷。

一个 32 岁的男子，擅长计算机，无特殊既往病史。他母亲在 25 岁时死于心脏病。他的奶奶被诊断出患有肌病和肝脏疾病。患者表现为渐进性疲劳，呼吸困难和肌肉痉挛。入院时，肝转氨酶较正常值增高 5 倍、乳酸水平 8 mmol/L，碳酸氢盐为 14 mmol/L。肌电图描记为肌肉异常。肌肉活检发现正常呼吸链和脂质液泡化。肌肉磁共振成像正常。尿色谱法发现尿胺酸和肉碱为正常水平，丙氨酸、异亮氨酸水平增加和瓜氨酸水平下降。初始治疗包括卡尼汀，碳酸氢盐和辅酶 Q10。几周后，患者因四肢无力和严重乳酸性酸中毒返回 ICU（pH 值：6.86：pCO$_2$:1.96 kPa，PO$_2$：14 kPa，CO$_2$total：3 mM，乳酸盐：20 mM），横纹肌溶解（CPK：7 N），肾功能损伤和肌红蛋白尿。心电图描记右束支阻滞。患者表现出急性呼吸衰竭，行气管插管和机械通气。治疗还包括肾替代治疗。患者临床表现改善和碳酸氢盐输注水平稳定。淋巴细胞的脂肪酸氧化试验正常，同时发现 β羟丁酸 / 乙酰乙酸比值正常。静息能量消耗高。肌肉磁共振成像正常。呼吸链分析显示肌肉，成纤维细胞和淋巴细胞中复合物Ⅳ缺乏，以及肝细胞中复合物Ⅲ缺失。最后，我们终于确认亮氨酸 RNAt 基因发生新突变。

线粒体的遗传特异性可以导致各种各样的临床表现。医师对起源不明的多器官功能障碍需考虑到线粒体疾病。

2. 主要临床表现[3]

- 眼睛：上睑下垂、眼肌麻痹、视神经萎缩、色素性视网膜炎、皮质盲，白内障。
- 中枢神经系统：癫痫、共济失调、卒中区域常发生在枕部和顶部、精神错乱、痴呆、认知障碍、周围神经病变、偏头痛。
- 心脏：梗阻性或非梗阻性心肌病、充血性心力衰竭、传导阻滞。
- 肌肉：虚弱、疲劳、运动不耐受。
- 皮肤：发枯、暴露的皮肤异常色素沉着、毛发硫营养不良。
- 肾脏：肾小管酸中毒、肾衰竭、肌红蛋白尿。
- 胸部：呼吸困难、急性或慢性呼吸衰竭、通气不足、膈肌无力、限制性综合征、异常辅助呼吸肌、撤机困难、箭毒治疗后长期麻痹、使用最低剂量苯二氮䓬类药物或巴比妥类药物后呼吸衰竭、难以解释的乳酸酸中毒、中枢性或阻塞性睡眠呼吸暂停、对二氧化碳的反应改变。
- 消化道：非特异性消化紊乱、胰腺功能不全。
- 耳鼻喉：吞咽困难、发音困难、构音障碍、听力丧失。
- 内分泌系统：糖尿病、甲状腺功能减退、甲状旁腺功能亢进。

3. 不同年龄的临床表现[5]

- 新生儿：多器官功能衰竭、低渗、昏迷、肌病。这类疾病通常为常染色体隐性遗传，影响细胞核 DNA。

— Barth 综合征：男孩有心肌病、中性粒细胞减少症、侏儒症。

— Toni-Debré-Franconi 综合征：近端肾小管病。

- 幼儿（1 个月 ~2 岁）

  — LEIGH 综合征：坏死性脑肌病、脑干病变、精神发育迟滞、锥体和锥体外系综合征、癫痫、视神经萎缩、呼吸衰竭。

  — ALPERS 综合征：渐进性营养不良、肝脏疾病。

  — PEARSON 综合征：贫血、中性粒细胞减少症、血小板减少症、胰腺功能不全。

  — WOLFRAM 综合征：糖尿病、SIADH、视神经萎缩、听力丧失。

- 青少年和成年人

  — KEARNS-SAYRE 综合征：进行性眼外肌麻痹、色素性视网膜炎、上睑下垂、肌病、心脏传导异常、小脑综合征、糖尿病、甲状旁腺功能减退症。

  — MNGIE 综合征：肌神经胃肠性脑病：假性闭塞、肌病、上睑下垂、眼肌麻痹、周围神经病变、隐色体脑病。

  — MELAS 综合征：线粒体脑肌病乳酸性酸中毒和卒中样发作：呕吐、偏头痛、痴呆、心脏传导异常。

  — LHON 综合征：莱博遗传性视神经病变：完全失明、双侧视神经萎缩、心律失常。

  — NARP 综合征：不全性共济失调色素性视网膜炎：癫痫、智力低下与痴呆。

  — MERRF 综合征：肌痉挛性癫痫伴 RRF：共济失调。

  — 辅酶 Q10 缺乏：运动不耐受、轴向和近端肌无力、癫痫、小脑综合征、共济失调、智力低下、肌红蛋白尿、锥体综合征。

症状通常因热或冷、药物（如异丙酚、环孢素、阿司匹林、可卡因、儿茶酚胺、茶碱、二甲双胍、丙戊酸、苯巴比妥）、应激、感染、运动、空腹、酒精、年龄（通过增加突变）加重。

实验室检查

（1）血液样本：乳酸水平，乳酸／丙酮酸比例及 β-羟丁酸／草酰乙酸比例，肌酸磷酸激酶水平，酮酸水平均增加。还应该获得以下参数的水平：丙酮酸，丙氨酸，酰基肉碱，葡萄糖，游离脂肪酸。

（2）脑脊液：蛋白质和乳酸水平增加。

（3）尿（收集超过 24 h 尿液）：测定乳酸，丙酮酸，葡萄糖，磷酸，胺酸。

（4）肺功能检查：最大的呼气容量／秒，潮气量及最大呼气和吸气压力正常或减少。

（5）肌电图：正常或肌肉异常。

（6）运动：氧耗减少，乳酸和无机磷（Pi）水平增加。

（7）肌肉和脑磁共振成像：在体内试验中，运动前后测量磷酸肌酸（phosphocreatine, PCr），ADP 和 Pi，作为氧化磷酸化试验的替代。线粒体疾病中，主要检查结果包括静息时和应激时磷酸肌酸减少，和运动后恢复正常延迟。

（8）肌肉活检：正常。常见的检查结果包括破碎红纤维，与肌肉外周的异常线粒体一致，可通过三色网状纤维染色确认。也观察脂质空泡，负 COX 纤维（C 氧化酶无活性）。电子显微镜检查显示异常巨大线粒体内含异常晶体液和准晶体包裹体。

（9）酶活性：用新鲜肌肉片段测量每个复合物的氧耗。可从肌肉、肝脏、心脏的冰冻样本测量总复合物活性。

（10）线粒体 DNA 的基因分析：采用常用的原位杂交技术对肌肉或是白细胞的部分或整个线粒体基因组进行分析。当细胞进入快速分裂脱氧核糖核酸变异是稀缺的，遗传分析可以呈假阴性，因此应对不同组织中不同样本重复检测。

决策树

见图 6-6[3]。

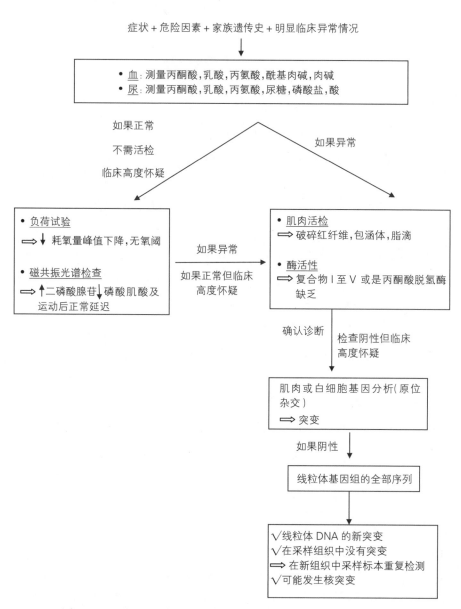

图6-6　决策树：症状＋危险因素＋家族遗传史＋明显临床异常情况

治疗

多数情况下无特殊治疗方法。

（1）一般性建议：患者需避免空腹、接触感冒、饮酒、药物、肠外营养。

规律有氧运动能改善有氧代谢及产生 ATP。因此,它可以提高运动耐受性。

（2）对症治疗可以包括：①严重贫血时输血；②高度心脏传导阻滞下行心脏起搏器治疗；③心脏移植；④严重乳酸酸中毒及碳酸氢盐水平＜ 15 mmol/L 时输注碳酸氢钠；⑤除丙戊酸外的抗癫痫药物联用左旋肉碱；⑥人工耳蜗植入术；⑦肾功能衰竭和 / 或严重酸中毒时采用肾替代治疗。

（3）特殊治疗：①肉碱；②醌缺乏的病例,如 Friedeich 共济失调,使用艾地苯醌,CoQ10 的类似物；③辅酶 Q 和核黄素可以改善小脑综合征；④二氯乙酸盐（DCA）抑制丙酮酸脱氢酶,减少乳酸产生。

（4）基因治疗：体外培养技术可允许某些基因突变的校正。

产前诊断

有线粒体疾病家族遗传史时推荐,怀孕 9~11 周时测试,怀孕 16 周时建议行羊水细胞培养。仅 50% 的成纤维细胞表达缺陷,结果正常不应排除诊断并及时反复检测。

词典

ACOA：乙酰辅酶 A。DNAncl：核 DNA。DNAmit：线粒体 DNA。 ADP：二磷酸腺苷。ATP：三磷酸腺苷。DCA：二氯乙酸盐。 FADH2：黄素腺嘌呤二核苷酸。NADH：烟酰胺腺嘌呤二核苷酸。Pi: 无机磷。PCr：磷酸肌酸。PD: 丙酮酸脱氢酶。

参考文献

[1] DiMauro S, Bonilla E. (1991) Mitochondrial encephalomyopathie. widespread tissue distribution of a tRNALeu(UUR) mutation in the mitochondrial DNA of a patient with MELAS syn-

drome. Neurology 41(10):1663-1665.

[2] Jeanpierre M, Jonveaux P, Lacombe D (2004) Génétique médicale, formelle, chromosomique, moléculaire, clinique. Collège national des enseignants et praticiens de génétique médicale EdMasson, Paris, pp:184-192.

[3] Clay AS, Behina M, Brown KK (2001) Mitochondrial disease: a pulmonary and critical care medicine perspective. Chest 120:634-648.

[4] Rustin P, Chretien D, Gerard B (1996) Biochemical and molecular investigations in respiratory chain deficiencies. Clin Chim Acta 228:35-51.

[5] Philip N (2002) Les cytopathies mitochondriales. Serveur pédagogique université de medicine de Marseille, Marseille Avril 2002.

第七部分　血液系统疾病

成人溶血性贫血的复苏

Régis Costello、Violaine Bergoin-Costello

要点

- 溶血性贫血的病因诊断至关重要,因为治疗方案极大取决于病因。
- 个人和家庭史对诊断十分重要,因为一些患者的溶血性贫血是先天性的。
- 血栓性血小板减少性紫癜的诊断必须迅速,因为该病预后极差,但通过血浆置换可逆转病情。
- 通过抗 CD20 单克隆抗体的免疫治疗是现在自身免疫性溶血性贫血治疗的一部分。

介绍

溶血性贫血是一种少见病,最常见的种类即自身免疫性溶血性贫血,年发病率为 1~3 例 / 100 000 人。溶血性贫血分为先天性 (可以是红细胞膜异常或酶缺乏) 或获得性 (免疫学机制最常见,或由非免疫原因引起)。这种分类方法关键在治疗方法,不同方法取决于每种类型的病因。溶血诊断遵循的经典标准:再生性贫血,常伴有游离胆红素导致的黄疸,乳酸脱氢酶 (lacticodéhydrogénase, LDH) 增高和结合珠蛋白水平下降。这些简单的诊断标准仍然需准确分析;再生的特征(网织红细胞增高)和胆红素需要溶血发病后观察一段时间。再生性会在叶酸消耗的过程中消失,阻碍红细胞生成。组织内溶血(LDH 增高)和血管内溶血(结合珠蛋白降低)的本质区别因为涉及两个成分而过于理论性。溶血性贫血的并发症可分为 2 个组成部分,一个是贫血和另一个是溶血本身。溶血本身相关并发症相对少见；胆石症（慢性溶血），急性肾衰竭（急性溶血），血栓栓塞事件（多数由于制动和/或糖皮质激素的使用）。有一例外即阵发性夜间血红蛋白尿的血栓性并发症非常频发。因此大多数溶血性贫血的严重程度取决于贫血多于溶血。

红细胞膜异常溶血性贫血

溶血性贫血的诊断基于简单而快速的观察血涂片，寻找可用于分类的形态学异常，遗传性球形红细胞增多症（闵可夫斯基查-病），椭圆形细胞增多症/异形红细胞症，裂口红细胞症/疾病对阳离子的渗透性[3]。这些病理过程大多导致慢性溶血。但是，有两种情况下患者会突然恶化。第一种是由于一个触发事件如感染导致溶血的突然加重。对触发事件进行治疗，以及合理的输血（根据非常低的血红蛋白水平和不良的贫血耐受性）通常可以使患者回到基础的血液学状态。慢性溶血的并发症可能导致对贫血的分析复杂化，并需要特定的治疗。确实有些患者可发展成短暂的成红细胞增多症（奥夫伦加塞综合征），这种综合征是由于细小病毒 B19 感染导致，使用静脉丙种球蛋白的治疗这种病毒感染的效果良好。

酶缺乏性溶血性贫血

酶异常导致的溶血很多，并有很多临床表现方面的共同特点[5]。比如目前我们讨论最常见的，即葡萄糖-6-磷酸脱氢酶缺乏症。询问患者的个人史和家庭史对于诊断十分必要。遗传缺陷和性别有关：男性是半合子并且有症状，而女性则往往是无症状的杂合子。询问病史有利于确定诱因；如摄取豆类致病被称为"蚕豆病"，或摄入其他导致氧化应激的一些药物，如喹诺酮类、磺胺类药物、抗疟化合物。确认诊断基于测定缺乏的酶，但必须在溶血未发作时测定，因为即使在 G63PD 缺乏的情况网织红细胞也可能有正常的酶水平。接触致病因素后溶血可急性发作。严重贫血和/或网织红细胞缺失提示可能存在成红细胞减少或叶酸缺乏，这时候需要输血治疗。

夜间阵发性血红蛋白尿（nocturnal paroxysmal hemoglob-inuria, NPH）

这是由于含 PIG-A 基因突变的造血克隆发展而来的一个非常特殊的类型,需要脂质部分合成糖基磷脂酰肌醇(glycosylphatidylinositol, GPI),可与多种细胞膜分子结合,其中一些(CD55 和 CD59)保护红细胞不被补体成分破坏[2]。虽然导致溶血性危象原因尚不清楚, CD55 和 CD59 缺陷的红细胞很容易被补体破坏。血管内溶血性危象非常急剧,超过血红蛋白结合珠蛋白的结合能力,从而出现血红蛋白尿。这种游离血红蛋白能结合一氧化氮,导致组织耗竭表现为乏力,腹痛,并可促进深静脉血栓形成的发生(发生率 40%),深静脉血栓常发生在中枢神经系统和肝静脉系统(Budd-Chiari 综合征)。NPH 的诊断基于目前对循环血液中的细胞和细胞成分中的 CD55 和 CD59 分子的流式细胞分析。治疗上包括最新的艾库组单抗,它是一种针对补体 C5 组分的单克隆抗体针。艾库组单抗的好处在于降低溶血性危象的发生率和输血量。对于溶血性危象本身,短期糖皮质激素治疗似乎降低了它的持续时间和严重程度,但激素不应长时间使用。使用雄性激素(达那唑)可减少溶血,可能通过抑制补体级联反应起作用。雄性激素应短期应用,因长期治疗导致的肝毒性故不可取。NPH 的血管内溶血和血红蛋白尿可导致铁丢失。因此,推荐 NPH 患者补铁治疗,否则患者将无法通过网织红细胞增生代偿溶血。铁的摄入,不论何种给药途径(口服或静脉注射),都可加重溶血,因此使用推荐 "必需" 联合糖皮质激素和雄性激素。最后,基于血红蛋白和临床耐受性, NPH 输浓缩红细胞是可行的。长时间以来推荐输注去除血浆的红细胞来避免补体激活,似乎是没有必要的。最后,在住院期间的任何时候,对高风险患者进行抗血栓预防治疗也是很有必要的。

细胞外非免疫性溶血性贫血

外部因素对红细胞造成影响导致其破坏[1]。这些疾病的共同标志是存在破碎红细胞,又被称为裂殖细胞。然而,这些裂殖细胞也存在于大多数溶血性贫血,因此可以作为一个敏感但非特异的标志物。细胞外非免疫性溶血性贫血的原因有很多,大致分为机械性(碎裂),感染性或中毒性。与溶血有关的大血管病因往往不足以引起贫血。我们在实际生活中可以观察到在血管或心脏瓣膜假体和更多特别是瓣膜功能不全时,由于心肺旁路和/或反复震荡而导致的溶血(空手道、打击乐、马拉松运动员)。更多临床相关的溶血与微血管病性综合征有关,主要为特定的形式,如血栓性血小板减少性紫癜(thrombotic thrombocytopenic purpura, TTP)和它的产物"变种"即溶血性尿毒症综合征(hemolytic uremic syndrome, HUS)。这种情况部分与缺乏裂解很高分子量的血管假性血友病因子的聚合物,从而导致红细胞破碎的纤维蛋白血栓形成有关。这种裂解不足往往是由于先天性或因中和抗体活性,导致负责裂解这些聚合物的金属蛋白酶ADAMT13缺乏。TTP的诊断基于特征的5个症状包括血小板减少、发热、肾功能不全、神经症状和微血管病性溶血性贫血(碎裂红细胞和抗人球蛋白试验阴性,排除自身免疫性溶血性贫血存在)。目前,缺乏酶的量和异常抗体的检测是诊断过程的一部分,但临床时处理不应等待这些结果。如果不能早期诊断,TTP将是一个有90%死亡率的严重情况(中枢神经系统并发症致昏迷,心肌梗死),但经过适当治疗即血浆置换,90%的病例得以痊愈。血浆置换可以去除抗金属蛋白酶抗体(TTP最常见的机制)并提供缺乏的酶。血浆置换应继续直到血液学和临床特征不完全正常化。最近提出输注直接抗CD20的单克隆抗体(美罗华)可防止TTP复发。虽然溶血性贫血是TTP特征性的5个症状的一部分,但这种疾病的严重程度主要取决于微血管的闭塞现象。根据血红蛋白水平与临床耐受性可能输注浓缩红细胞,但应避免输注血小板,因为它可能会加剧闭塞现象。

自身免疫性溶血性贫血(autoimmune hemolytic anemia, AIHA)

通过直接和巨噬细胞结合或通过补体与固定在红细胞表面的自身抗体

结合可导致红细胞破坏而产生溶血[4]。有时激活的补体末端成分可以直接诱导红细胞裂解(图 7-1)。AIHA 根据结合到红细胞表面抗体的固有特性分类,因为其病因及治疗管理都和这个特性密切相关。当怀疑 AIHA,核心的诊断步骤是 Coombs 试验。直接 Coombs 试验提示红细胞表面存在的抗体,间接 Coombs 试验同样是检测抗体,但检测的是在血清中而没有完全固定在红细胞上的抗体。最后,洗脱固定试验用以确定血型抗原抗体的特异性(图 7-2)。热抗体在 37℃时有活性,结合补体并有广泛的抗原特异性。一半病例是先天性的,另一半则可能继发于恶性肿瘤,淋巴组织增生,全身性疾病或各种药物的混合作用。所谓冷凝集素即低于 30℃有活性、可锚定补体,并容易洗脱(这就解释了抗人球蛋白试验常常只因补体成分而阳性)。红细胞沉积在载玻片上就自发自凝现象可提示冷凝集素的存在,如果把玻片放在 37℃烤箱则可逆。冷凝集素往往特异性提示 I 抗原(当继发肺炎支原体感染)或 i 抗原(单核细胞增多后)。最后,双相溶血素冷热溶血素在儿童中经常在病毒感染后出现。这些 IgM 抗体低于 15℃时结合到红细胞,但仅在 37℃时导致溶血。除外病因诊断的问题,这种贫血可迅速发展并通过贫血程度危及患者生命。除了对基础疾病进行治疗,对于热抗体 AIHA 的一线治疗是糖皮质激素:在大多数情况下选择 1~2 mg(kg·d)。有学者报道了更高效的甲泼尼龙剂量(500 mg)。经过 1 个月的全量治疗后,激素应在 6 个月内逐渐减少。如果溶血无好转或需要过高剂量的糖皮质激素的维持,应该考虑其他治疗方法。目前已经有各种免疫抑制剂或免疫调节治疗被提出,如环磷酰胺、硫唑嘌呤、环孢素、静脉注射免疫球蛋白,血浆置换、脾切除术。使用抗 CD20 单克隆抗体(美罗华)对 AIHA 治疗十分有利,但效果滞后(数天或数周)。因此,如果需要迅速提高血红蛋白水平,最好输注悬浮红细胞。建议限制最少输血量,100 mL 每日 2 次,尽可能慢的输。必须持续监测血压,突发低血压、背痛或血尿发生可能反映溶血加重,需要立即停止输血。对于冷凝集素病,糖皮质激素无效但美罗华可以使用。如果为了避免抗体固定到输注的红细胞上,输血时应将红细胞加温到 37℃,患者也应待在温暖的房间。

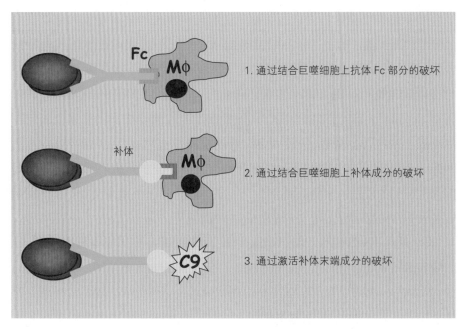

图 7-1 AHAI 的机制

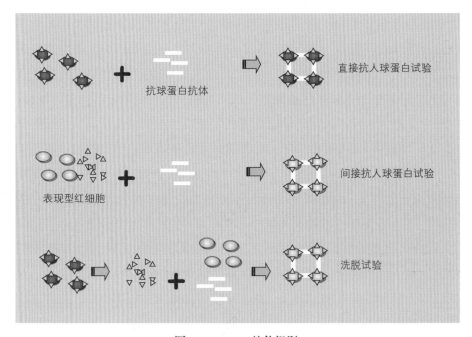

图 7-2 AHAI 抗体识别

结论

溶血性贫血的诊断是一个很重要的问题,患者的中、长期管理起决定性作用。短期内,严重的贫血可以危及患者的生命安全。输注悬浮红细胞常常有效,即使对于 AIHA 也有一定的预防措施。由于缺乏关于 AIHA 的对照研究,大多数治疗方法,都是基于对一系列患者的回顾性分析,甚至是基于一些单个的病例。因此需要进行多中心研究以利于建立基于证据的治疗标准。

参考文献

[1] Bauduer F. (2006) Extracorpuscular nonimmunologic hemolysis. EMC (Elsevier, Paris, Haematology, 13-006-D-18.

[2] Brodsky RA. (2008) Advances in the diagnosis and therapy of paroxysmal nocturnal hemoglobinuria. Blood Rev 22(2):65-74.

[3] Delaunay J. (1999) Hemolytic anemias of membrane origin. EMC (Elsevier, Paris),Haematology, 13-006-D-05.

[4] Michel M. (2009) Autoimmune hemolytic anemias. EMC (Elsevier, Paris), Haematology, 13-006-D-20.

[5] Wajcman H. (2006) Glucose-6-phosphate déshydrogénase. EMC (Elsevier, Paris), Haematology, 13-006-D-1v.

第八部分 皮肤系统

缓激肽介导血管性水肿

Bernard Floccard、Jullien Crozon、Brigitte Coppere、Laurence Bouillet、Bernard Allaouchiche

---

要点

- 缓激肽介导血管性水肿的疾病特点是突发皮下或黏膜水肿（四肢、咽喉、呼吸道和消化道），称为侵袭性发作。
- 考虑缓激肽介导血管性水肿必须是患者出现短暂和周期性水肿和／或腹痛。
- 所有超过肩膀的发作（脸、颈、喉咙、呼吸道）和所有视觉疼痛评分＞5分的腹部发作必须视为严重发作。
- 严重的耳鼻喉部位发作，在缺乏特定治疗的情况下可危及生命；死亡率达到25%~30%。
- 它不是肥大细胞中介导的水肿。抗组胺药无效，因为缓激肽才是关键介质。
- 即使以往没有发病，因为发病不可预知，短期预防是必要的。
- 如果可以，尽快联系参考中心。

介绍

缓激肽介导血管性水肿（angioedema，AE）的疾病特点是短暂和周期性发作的皮下或黏膜水肿，称为侵袭性发作。取决于不同的发作部位，这些发作可以很严重且有潜在生命危险。血管性水肿是一种罕见的遗传或获得性疾病，主要与过高的缓激肽水平相关，而不是由肥大细胞介导的反应。

近几年,国际共识会议已发表及开发出了治疗 AE 的特定分子[1-5]。

根据 C1 抑制物(Clinhibitor,C1-INH)是否缺乏可以分类血管性水肿(图 8-1)。遗传性血管性水肿(hereditary angioedema, HAE)是由定量(HAE Ⅰ 型)或定性(HAE Ⅱ 型)C1-INH 缺乏引起的一种常染色体显性遗传性疾病。这是一种罕见的疾病,每 50 000 ~100 000 中有 1 例,无性别或种族差异[6]。获得性血管性水肿(acquired angioedema, AAE)的特征是后天缺乏 C1-INH,患病率估计在 1∶10 万到 1∶50 万[7]。最近,C1-INH 正常的遗传变异的 AE 被报道,称为 HAE Ⅲ 型。血管紧张素转换酶(angiotensin converting enzyme, ACE)抑制剂诱导的血管性水肿被报道。

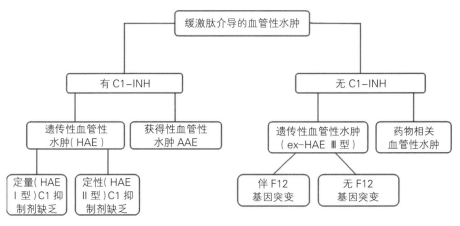

图 8-1　缓激肽介导的血管性水肿的病理分类

一种临床综合征

AE 是一个单媒介和多因素的临床综合征。

临床症状

临床表现特点为反复周期发作的发白、柔软、可变形、局限性和非瘙痒性的皮下或黏膜下水肿,累及肢端、脸、喉咙(舌、喉和唇)、躯干、生殖器或消化道,称为侵袭性发作[8](图 8-2)。水肿缓慢发生,时间超过 36 h,并在 2~3 天内自发消退,没有任何残留的痕迹。临床体征由水肿的位置导致,因为它可以是单个或多个,并可以影响身体的任何部分。肿胀累及的皮肤通常是无痛的。约75%的患者发作位于颈部、面部、舌头或呼吸道,这会导致声音改变,吞咽困难或咽喉部异物感[9、10]。约93%的患者有与肠壁水肿(即腹痛、腹泻、呕吐、假性梗阻性综合征、腹水及腹腔积液)有关的腹部症状,常导致不必要的外科手术(14%~37%的患者)[8、11-13](图8-3)。

　　每个患者的发作频率变化极大,甚至同一个人在生命的不同阶段也是不规律。患者平均每7~14天发作一次,但一些患者终身无症状。有50%的发作的触发因素可以确定:创伤(即使是极小的创伤),牙科手术(洁牙、拔牙),压力(考试),激素变化(避孕药、怀孕、月经),药物治疗(血管紧张素转换

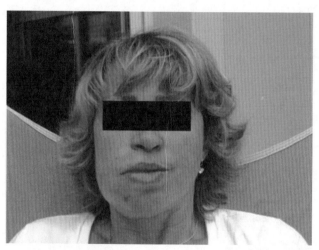

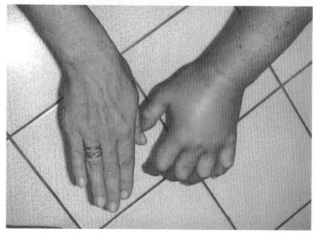

图8-2 遗传性血管水肿患者的肿胀。面部的发作和不对称的水肿的手

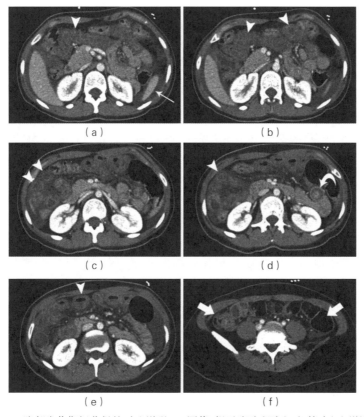

图 8-3　腹部发作期间获得的对比增强 CT 图像, 提示腹腔积液(a 细箭头)和增厚、水肿的回肠壁(a-e 箭头)。空肠是正常的(c, d 箭头)。在空回肠交界处, 可见一个靶样的相当于肠套叠的图像(d 曲线箭头)。结肠正常(f 大箭头)

酶抑制剂), 感染(泌尿系、鼻窦、牙齿)。21.5% 拔牙后没有预防治疗的患者继发面部肿胀[14]。不同类型的 AE 无临床差异。

严重发作

　　根据肿胀的位置, 发作的严重程度是不同的。有些发作可危及生命[8]。在耳鼻喉部位的发作, 如果没有得到特异性治疗, 则死亡率是 25%~30%[6,8]。因此, 所有位于肩膀以上的发作必然考虑为严重性发作, 因为存在上呼吸道梗阻的可能(声门上和喉头水肿)。喉头水肿开始发作到达最严重程度之间的平均间隔为 8.3 h[9]。致命的喉头水肿、窒息发作之间有三个时期: ①呼吸困难前期(平均持续 3.7 h);②呼吸困难期(平均持续 41 min);③意识散失期(平均持续 8~9 min)[15]。因此,即使在没有呼吸窘迫迹象的情况下,由于预后不可预测,这种发作仍应考虑为很严重;发作喉头水肿和急性窒息20 min 或几小时可导致死亡[9,10]。

腹部发作疼痛的视觉模拟评分(visual analogue scale, VAS)评分> 5 也应考虑为很严重,因为存在血浆渗漏导致的低血容量性休克的风险[8,11]。

辅助临床结果

没有其他临床结果有特异性而且异常几天内会消失。在腹部发作的病例中,超声和腹部电脑断层扫描显示腹腔积液,肠壁增厚和水肿。胃镜、喉镜检查显示水肿和红色的黏膜。

实验室诊断

实验室检查在紧急情况下不可获得。他们可证实 AR 的临床诊断和类型。如果检查结果异常,应至少重复一次检测以确认诊断。测试患者年龄在 1 岁以下,结果可能不可靠,应在婴儿 1 岁后再确认[1,3]。

许多的诊断法则是可用的[1,3]。筛查是通过确定未经治疗患者中的C4。发作间期只有 2% 的患者 C4 是正常的。定量和功能测定 C1-INH 可排除或确认 HAE 及它的类型。C1-INH 功能测试应在有经验的实验室使用显色法进行。AAE 患者的抗原含量很低(70%)。基因检测通常不必要用于确认 HAE 患者存在 C1-INH 缺乏。由于 F12 基因突变可以检测到 15% 的HAE 患者不存在 C1-INH 缺乏。

缓激肽——介质

缓激肽是血管性水肿发作的关键中介物。它在激肽释放酶-激肽通路级联中,由凝血因子Ⅻ激活一系列蛋白酶后释放[6,8]。血管应激激活过度接触活化凝血,并能释放出大量缓激肽[16]。缓激肽与特定的 B2 血管受体结合,然后打开细胞间连接,导致增加血管通透性、血浆泄漏和水肿[17-19]（图 8-1）。缓激肽 B1 受体似乎也涉及其中[20]。缓激肽由三种酶降解,他们的活性被称为激肽酶活性:包括 ACE、氨肽酶 P 和羧肽酶。缓激肽水平可由于激肽原酶活性增加而增加(即凝血因子Ⅻ,纤溶酶和激肽释放酶的蛋白水解活性),也可由于激肽酶活性下降而下降[17]。

几个诱因

根据 C1-INH 是否缺乏可以对缓激肽介导血管性水肿进行分类(图 8-1)。C1-INH 是胰激肽释放酶-激肽途径的主要调节剂,激活激肽释放酶、纤溶酶、Ⅹa 和Ⅻa 因子,参与纤维蛋白溶解和接触阶段凝血的蛋白[6,8,17,18]。

C1-INH缺乏的AE

定量(HAE Ⅰ型)或定性(HAE Ⅱ型)的 C1-INH 缺乏均会导致缓激肽过量释放[6]。获得性的疾病已有报道,有人认为是由于激肽原酶的活性增强以应答 C1-INH 的高消耗,或 C1-INH 被 C1 抑制剂抗体中和有关[7]。这些类型常与淋巴组织增生性疾病或自身免疫性疾病有关,可能在上述疾病发生后的几年内出现。

没有C1-INH缺乏的AE

最近有报道正常 C1-INH 的 HAE。这种疾病与缓激肽的过度释放相关,并且在 15% 的患者中存在 F12 基因的突变有关[1,21]。这种疾病主要影响女性,避孕药和 / 或怀孕可以加重病情。

已有报道药物诱发的 AE 与过度缓激肽释放相关。药物涉及肾素-血管紧张素系统减少其分解代谢,从而增加活性[22,23]。因此, ACE 药物使患者存在 0.5%~1% 的血管性水肿风险,可以发生于面部或喉部而很严重[24,25]。

由于 ACE 抑制剂的广泛应用,导致这种病因在过去的 20 年大大增加。列汀和 / 或 mTOR 抑制剂联合与 ACE 抑制剂应用将增加发生 AE 的风险。

鉴别诊断

组胺介导的血管神经性水肿

临床上患者表现为迅速水肿,频繁发作与荨麻疹和瘙痒有关,有时与过敏反应有关。不像 AE,抗组胺药和糖皮质激素可增加水肿。肥大细胞脱颗粒可释放组胺和其他促炎症介质可以增加血管通透性。

腹部外科急症

对特异性治疗的反应可以鉴别发作和外科急症。

紧急情况下诊断

两种紧急情况可能取决于是否已经建立了诊断。

没有确定诊断的患者

这是在急诊科遇到最难的情况。医师必须通过一步一步的方法确定诊断和评估 AE 的严重性[6,18]:

- 当面对局部的、短暂的,非炎性和复发的水肿时必须想到:这是血管性水肿吗?
- 必须想到:这是组胺介导的血管性水肿吗? 在缓激肽介导血管源性水肿,没有相关持续几天的荨麻疹或瘙痒和红肿。尤其是使用糖皮质激素和抗组胺药治疗无效。
- 必须想到:这是缓激肽介导的血管性水肿吗? 这种血管性水肿往往和

腹痛相关。家族史提示存在类似水肿表现或药物使用事件(ACE 抑制剂、ARB 类药物)。

- 必须想到:这是严重发作吗?所有位于肩膀以上的发作和所有视觉疼痛评分＞5 分的腹痛都必须被认为是严重发作。

在这种情况,诊断完全依据临床,实验室测试对紧急病例是没用的。

已确诊的病例

患者应携带解释他 / 她的病情和双剂量特定治疗的钱包卡[1]。

管理和预防

治疗包括支持急性发作和短期预防。长期预防旨在通过降低急性发作的频率、严重程度和时间长短,从而减少疾病治疗负担。三类药物:活性减弱的雄性激素、抗纤药和 CI-INH 浓缩都可用。长期预防不在这里讨论,因为它是一个专题。

特效治疗

目前,有几个特效治疗方法有效,但还没有制订治疗指南。因为使用不同的方案,使得这些特效治疗的Ⅲ期临床研究结果不能直接比较。尤其是没有研究比较所有现有治疗方案的有效性[1,2,26]。此外,不同治疗方法的有效性和患者取得效果因国家而异[26]。最新的信息在网站 www.haei.org 可获得。

已经有为Ⅰ型或Ⅱ型 HAE 患者设计的随机研究。而其他临床情况如 HAE 不伴 C1-INH 缺陷,后天和药物诱发的血管性水肿,只有已出版的临床病例记录 C1-INH 浓缩剂或艾替班特批准适应证外的使用。

C1-INH浓缩剂

C1-INH 浓缩剂经过几个阶段的病毒灭活和巴氏杀菌处理后,通过血浆分馏后获得。图 8-4 中介绍了作用的靶位。

许多不同的研究报道 C1-INH 浓缩剂对所有类型血管性水肿的效果[27,28]。两个较早的随机、双盲研究,对 HAE 患者使用固定剂量的 C1-INH 浓缩剂,研究表明 95% 的患者在 4 h 内症状缓解,对治疗有反应。一项随机、双盲、多中心研究,在 HAE 患者中比较两种剂量的 C1-INH 浓缩剂与安慰剂(IMPACT1)[29]。在这项研究中,只有 20 U/kg 的剂量使患者更迅速改善症状。一个开放的后续研究证实了这些结果,并证实了良好的长期效果(IMPACT2)[30]。没有使用该浓缩剂后出现病毒传播的报道,同时这种治疗的耐受性良好[27,28]。速发型过敏反应的罕见病例已有报道。有报道 AAE 的临床病例,偶尔所需增加剂量[7]。

这种药物是 500 U 小瓶,标准剂量是 20 U/kg,溶解后快速静脉注射。30 min 内这种治疗的效果明显,半衰期随 C1-INH 浓缩剂的消耗而异(但可以高达 40 h)。无任何症状改善的情况下,可以在 2 h 后再重复给药剂量是 500~1 000 U。其保质期在 25℃的温度以下为 30 个月,根据不同的发作频率和严重程度,为患者在家提供急救供应是必需的[1]。在欧洲,美国和澳大利亚,该产品已被批准用于治疗 HAE 发作的患者。

艾替班特

艾替班特是一种合成的缓激肽 B2 受体拮抗剂,可以阻止水肿形成(图8-4)。一个非对照的研究证实艾替班特的有效性和快速作用,同时发现治疗可以降低血浆缓激肽浓度。三项随机、双盲、多中心的研究在 HAE 患者中比较艾替班特和安慰剂(FAST1、FAST3)或氨甲环酸(FAST 2)[31]。艾替班特治疗后症状改善更快,发作持续时间缩短。在 90% 的情况下,单次注射已足够。同时也评估患者的自我管理。对没有 C1-INH 缺乏的 HAE 及 AAE,特别是对药物诱发的类型,艾替班特治疗后病例改善已有报道。

这种药物是一个预填充注射器内含有艾替班特 3 mL、30 mg。使用剂量为 30 mg 皮下注射。注射可在 6 h 间隔重复(最大每日 3 次注射)。其生物利用度好,疗效在 20~30 min 即出现,半衰期是 2 h,室温下保质期 24 个月。不良反应主要包括注射部位疼痛。关于在儿童或孕妇的研究暂无。由于容易使用和较好的耐受性,这种药物被推荐在患者家中提供这种药物并训练患者自己给药[1]。在欧洲和美国这种产品都被批准用于治疗 HAE 的发作和自控给药。

重组C1酯酶抑制因子

重组 C1 酯酶抑制因子与人酯酶抑制因子相类似,它提取于转基因兔的乳汁。在急性 HAE 发作治疗中使用两种不同剂量重组 C1 酯酶抑制因子的研究证实了重组 C1 酯酶抑制因子的有效性及安全性[32]。由于它独特的糖基化表型,半衰期大约是 3 h。

这种药物 1 瓶有 2 100 U,溶解后的静脉给药剂量是 50 mg/kg。无论是每年仅 1 次或 10 次的治疗之前,都需要证实兔上皮细胞 IgE 抗体的缺乏。Ⅰ型和Ⅱ型过敏反应可以产生中和抗体。这种产物并不能由患者自己给药,它仅能在紧急情况下用于已经明确缺乏 IgE 兔上皮细胞抗体的患者。重组 C1 酯酶抑制因子在欧洲已可以用于治疗 HAE 发作的患者。

纳米过滤C1-抑制剂浓缩剂

两个随机研究已经评估了固定剂量的纳米过滤 C1-INH 浓缩剂对照安慰剂在治疗或预防疾病的作用。在第一个研究中,起效的中位时间是 2 h,而安慰剂组是 4 h,但是有 70% 的患者需要第二次注射。第二个研究,发作的次数及疾病的严重程度,以及疾病持续时间在经过治疗之后显著下降。没有研究比较两种不同剂量的差别,鲜有过敏反应报道。

用于治疗发作或作为预防的药物,溶解后通过静脉缓慢注射的剂量是 1 000 U。在欧洲,该药物均可用于成人和儿童,以治疗和预防遗传性血管性水肿;在美国可用于预防遗传性血管性水肿的急性发作。

艾卡拉肽

艾卡拉肽是一种特殊的激肽释放酶血管舒缓素重组抑制剂 (图 8-4)。一些随机实验研究已经证实了这种药物的快速反应性,疗效及安全性[34]。有报道过敏反应和抗体的产生。艾卡拉肽的半衰期大约是 2 h,1 mL 是 10 mg 的剂量,它应冷冻和避光保存。皮下注射的剂量是 30 mg。由于过敏反应的风险,并不推荐静脉给药。这种药物在美国已经被批准使用,但是在欧洲并未被批准。

急性发作的治疗

急性发作对糖皮质激素和抗组胺药的治疗无效[1,6]。由于喉头水肿或低血容量性休克可危及生命,严重发作的预后不可预测,所以必须予以确认。所有表现为严重发作的患者应该收入院同时给予特异性方案治疗[1]。

严重发作的治疗

特异性的治疗必须尽快启动[1,4,5]。

Ⅲ期研究推荐使用 C1-INH 浓缩剂,艾替班特,重组 C1-INH,纳米过滤的 C1-INH 或艾卡拉肽治疗严重的 HAE 发作[1,4,5]。没有研究涉及这些分子有效性的优势或劣势,同时也没有选择这些治疗的指南。Ⅳ期的研究和国际共识会议是必要的。实际上,治疗抉择应根据当地可获得的治疗,并应反映每个国家共识,依据当地习惯[1]。

喉头水肿的治疗

喉头水肿是主要的并发症,决定疾病的严重程度。

(1)特异性治疗。C1-INH 浓缩剂,艾替班特,纳米过滤的 C1-INH 或艾卡拉肽对喉头水肿的有效性已经在开放试验中被证实[31,33~35]。这种情况只有重组 C1-INH 未做过评估。症状在 15~30 min 内开始改善,同时每一个治疗都能使症状改善。

(2)气管插管。由于上呼吸道变形和肿胀,气管插管应该非常困难。这项操作应该由一位有经验的医生执行[1,6,18]。为了避免并发症,气管插管应在喉水肿进展的早期阶段就予考虑[1,15]。使用纤维内窥镜插管可因喉头水肿的存在而受影响。如果失败,则需要进行紧急环甲膜切开术,虽然由于水肿同样也很困难或不可能。有时,手术气管切开是治疗的唯一选择。

(3)肾上腺素雾化吸入。临床报告提示在水肿的早期阶段,雾化吸入肾上腺素有适度和短暂的效果。由于血管性水肿的病理生理和该治疗的可疑的有效性,雾化肾上腺素的使用不应推迟其他特异性治疗的启动[1,4]。

其他治疗

(1)新鲜冰冻血浆。输入新鲜冰冻血浆为患者提供了供体的 C1-INH。一些临床病例报告证实新鲜冰冻血浆有效。这种治疗方法也被指出可加重水肿发作[1,4,6]。事实上,本产品含有接触-活化凝血蛋白,它能产生额外的缓激肽从而加重发作。此外,任何血液成分都存在暴露于传染性疾病的风险(例如,非包膜病毒和朊病毒)。目前,使用新鲜冰冻血浆在可获得特异性分子治疗方案的国家是被强烈制止的[1,4]。

（2）镇痛药。虽然发作通常不痛,但如果肿胀影响支撑点,尤其是在腹部,患者可能会经历明显的疼痛,这些情况可导致外科急症。任何一类的镇痛、止吐、解痉药都可以用于这些情况[1,4,6]。

（3）输液疗法。腹部发病时,液体积聚在胃肠道和腹腔内,患者可能会出现严重的休克。针对这些情况,可以使用晶体液和胶体液,但不应使用右旋糖酐[1,6]。

中度发作的治疗

（1）特异性治疗。所有可获得的治疗方案都可用于治疗中度发作[1,6]。然而,这些治疗的高费用导致了在公共卫生方面实际利益问题(如损失工作日,社会生活,生活质量等)。对所有病例而言,目的应该像血友病一样,尽量减少疾病的发病率,使患者尽可能正常的生活[1,4]。开展健康教育项目增加患者自主权,同时患者应该被告知如何自我给予 C1-INH 浓缩剂和艾替班特。

（2）氨甲环酸。氨甲环酸是一种抗纤维蛋白溶解剂,控制纤溶酶形成和有效的 "保存" C1-INH 和限制过度合成缓激肽(图 8-4)。2 个早期的对照研究证实了其有效性,但这种治疗方法在早期更有效。这种治疗的不良反应为恶心、头晕和眩晕。片剂或注射针剂都是可用的,剂量为 48 h 内 1~2 g/6 h[1,4]。

短期预防

预防的目的是为了避免接受手术或医疗操作的患者发作。这些操作包括口腔外、消化内镜和所有需要插管的外科干预。因为发展为发病的可能性是不可预知的,所以预防应常规使用[1,4]。

操作前没有时间。在急救或分娩时,只有 C1-INH 浓缩剂和重组 C1-INH 是有用的。治疗应在操作前 1 h 给予,作用持续 2~4 天。

操作前作用滞后数天。预防的保护永远是不完整的。针对急性发作的特异性治疗必须在手术室进行才有用[1]。对于择期操作,达那唑可以600 mg/ 天的剂量,操作前 5~7 天和操作后 2~3 天给药(图 8-4)。氨甲环酸可用 1 g 的剂量,每日 4 次,直到术后 2 天。

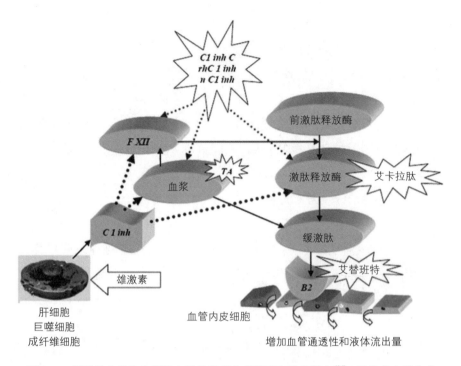

图 8-4 缓激肽介导的血管性水肿的病理生理模型和治疗靶点 [36]。黑色实心箭头表示激活机制。虚线箭头代表抑制机制。抑制生理途径的治疗表示为白色星号。治疗药物作用通过激活生理途径由白色箭头表示。C1 INH C1 生理的抑制剂，F XII：因子XII，C1 INH C：C1 抑制剂浓缩剂，rHC1 INH：重组 C1 抑制剂浓缩剂，n C1 INH：纳米过滤的 C1 抑制剂浓缩剂，TA 氨甲环酸，B2 血管内皮受体

结论

　　血管性水肿是重症监护医师可能遇到的急性发作的一种疾病。短暂和复发性水肿病例可能由缓激肽介导的血管性水肿引起。必须确认是否为严重发作。因为所有严重发作都有可能从早期的特异性分子治疗中获益。没有这些治疗，可能会出现危及生命的情况。这些治疗的实用性因国家而异，目前尚无关于特异性治疗正确选择的共识。

　　重要的是鼓励患者采取任何一个特异性治疗两个剂量的紧急治疗。自我管理应该是治疗目标。

这种疾病的罕见程度和特异性药物的特点（即保存期,送货方式、 价格及报销模式）。应鼓励医院为患者做出关于建立药品的紧急供应,或快速转移患者至特定中心治疗,制订多机构合作草案。

参考文献

［1］ Bowen T, Cicardi M, Farkas H, et al. (2010) 2010 International consensus algorithm for the diagnosis, therapy and management of hereditary angioedema. Allergy Asthma Clin Immunol 6(1):24.

［2］ Bowen T. (2011) Hereditary angioedema: beyond international consensus—circa December 2010—the Canadian society of allergy and clinical immunology Dr. David McCourtie lecture. Allergy Asthma Clin Immunol 7(1):1.

［3］ Caballero T, Baeza ML, Cabanas R, et al. (2011) Consensus statement on the diagnosis, management, and treatment of angioedema mediated by bradykinin. Part I. Classification, epidemiology, pathophysiology, genetics, clinical symptoms, and diagnosis. J Investig Allergol Clin Immunol 21(5):333-347.

［4］ Caballero T, Baeza ML, Cabanas R, et al. (2011) Consensus statement on the diagnosis, management, and treatment of angioedema mediated by bradykinin. Part II. Treatment, follow-up, and special situations. J Investig Allergol Clin Immunol 21(6):422-441.

［5］ Cicardi M, Bork K, Caballero T, et al. (2011) Evidence-based recommendations for the therapeutic management of angioedema owing to hereditary C1 inhibitor deficiency: consensus report of an International Working Group. Allergy 67(2):147-157.

［6］ Zuraw BL. (2008) Clinical practice. Hereditary angioedema. N Engl J Med359(10):1027-1036.

［7］ Cicardi M, Zanichelli A (2010) Acquired angioedema. Allergy Asthma Clin Immunol 6(1):14.

［8］ Agostoni A, Aygoren-Pursun E, Binkley KE, et al. (2004) Hereditary and acquired angioedema: problems and progress: proceedings of the third C1 esterase inhibitor deficiency workshop and beyond. J Allergy Clin Immunol 114(3Suppl):S51-S131.

［9］ Bork K, Siedlecki K, Bosch S, et al. (2000) Asphyxiation by laryngeal edema in patients with hereditary angioedema. Mayo Clin Proc 75(4):349-354.

［10］ Bork K, Hardt J, Schicketanz KH, et al. (2003) Clinical studies of sudden upper airway obstruction in patients with hereditary angioedema due to C1 esterase inhibitor deficiency. Arch Intern Med 163(10):1229-1235.

［11］ Bork K, Staubach P, Eckardt AJ, et al. (2006) Symptoms, course, and complications of abdominal attacks in hereditary angioedema due to C1 inhibitor deficiency. Am J Gastroenterol 101(3):619-627.

［12］ Nzeako UC (2010) Diagnosis and management of angioedema with abdominal involvement: a gastroenterology perspective. World J Gastroenterol 16(39): 4913-4921.

［13］ Guichon C, Floccard B, Coppere B, et al. (2011) One hypovolaemic shock… two kinin pathway abnormalities. Intensive Care Med 37(7):1227–1228.

［14］ Bork K, Hardt J, Staubach–Renz P, et al. (2011) Risk of laryngeal edema and facial swellings after tooth extraction in patients with hereditary angioedema with and without prophylaxis with C1 inhibitor concentrate: a retrospective study. Oral Surg Oral Med Oral Pathol Oral Radiol Endod 112(1):58–64.

［15］ Bork K, Hardt J, Witzke G. (2012) Fatal laryngeal attacks and mortality in hereditary angio-edema due to C1–INH deficiency. J Allergy Clin Immunol 130(3):692–697.

［16］ Maurer M, Bader M, Bas M, et al. (2011) New topics in bradykinin research. Allergy 66(11):1397–1406.

［17］ Davis AE 3rd. (2005) The pathophysiology of hereditary angioedema. Clin Immunol 114(1):3–9.

［18］ Bas M, Adams V, Suvorava T, et al. (2007) Nonallergic angioedema: role of bradykinin. Allergy 62(8):842–856.

［19］ Kaplan A. (2011) Bradykinin and the pathogenesis of hereditary angiodema. WAO J 4:73–75.

［20］ Bossi F, Fischetti F, Regoli D, et al. (2009) Novel pathogenic mechanism and therapeutic approaches to angioedema associated with C1inhibitor deficiency. J Allergy Clin Immunol 124(6):1303–1310.

［21］ Bouillet L. (2010) Hereditary angioedema in women. Allergy Asthma Clin Immunol 6(1):17.

［22］ Brown NJ, Byiers S, Carr D, et al. (2009) Dipeptidyl peptidase–IV inhibitor use associated with increased risk of ACE inhibitor–associated angioedema. Hypertension 54(3):516–523.

［23］ Hoover T, Lippmann M, Grouzmann E, et al. (2010) Angiotensin converting enzyme inhibi-tor induced angio–oedema: a review of the pathophysiology and risk factors. Clin Exp Allergy 40(1):50–61.

［24］ Miller DR, Oliveria SA, Berlowitz DR, et al. (2008) Angioedema incidence in US veterans ini-tiating angiotensin–converting enzyme inhibitors. Hypertension 51(6):1624–1630.

［25］ Tai S, Mascaro M, Goldstein NA. (2010) Angioedema: a review of 367 episodes presenting to three tertiary care hospitals. Ann Otol Rhinol Laryngol 119(12):836–841.

［26］ Morgan BP. (2010) Hereditary angioedema–therapies old and new. N Engl J Med 363:581–583.

［27］ De Serres J, Groner A, Lindner J. (2003) Safety and efficacy of pasteurized C1 inhibitor con-centrate (Berinert P) in hereditary angioedema: a review. Transfus Apher Sci 29(3):247–254.

［28］ Longhurst HJ. (2005) Emergency treatment of acute attacks in hereditary angioedema due to C1 inhibitor deficiency: what is the evidence? Int J Clin Pract 59(5):594–599.

［29］ Craig TJ, Levy RJ, Wasserman RL, et al. (2009) Efficacy of human C1 esterase inhibitor con-centrate compared with placebo in acute hereditary angioedema attacks. J Allergy Clin Immu-nol 124(4):801–808.

［30］ Craig TJ, Bewtra AK, Bahna SL, et al. (2011) C1esterase inhibitor concentrate in 1085 heredi-tary angioedema attacks—final results of the I.M.P.A.C.T.2 study. Allergy 66(12):1604–1611.

儿童中毒性表皮坏死松解症

Fabrice Michel

要点

- 中毒性表皮坏死松解症(TEN)的诊断主要根据临床,必须以暴发水疱状中心的斑疹和开始治疗早期的前驱症状如虚弱、结膜发炎、口咽部疼痛或呼吸困难。

- 立即停用诱发药物,并且不再使用。

- 这些患者应被视为危重症在烧伤或重症监护病房(ICU)治疗。患儿的管理将尽可能由儿科 ICU 进行。

- 眼部和阴道的损伤应早期查找以及治疗。

- 系统的激素治疗和静脉注射免疫球蛋白是考虑的首选治疗方案,但其他免疫抑制疗法治疗也可能有效。

介绍

中毒性表皮坏死松解症(toxic epidermal necrolysis, TEN)或 Lyell's 综合征由 Lyell 于 1956 年首次描述。表现为暴发具有疼痛性质的水疱性皮损并黏膜受累。视为同一病理的变型, TEN 和 Stevens-Johnson 综合征(stevens-johnson syndrome SJS)可以通过累及皮肤表面积进行区分: SJS < 10%, 相比之下 TEN > 30%。当累及到 10%~30% 的皮肤表面积时,被认为是一种中间形式即 SJS/TEN。这些中毒性皮肤病在普通人群中的发病率是每年 1.5~2 例 /10 000 例。虽然 SJS 患者通常预后良好,但 TEN 的死亡率有 20%~25%,且往往在疾病早期患者死亡。由于没有部分并发症,儿童死亡率较低。然而,发病率高是因为超过 90% 的患者在 1 年后仍有后遗症。通常在首次症状出现后平均推迟 3 天得出诊断,首要症状出现通常提示无关紧要的病毒性感染。在大多数情况下, TEN 和 SJS 由某些药物的不良反应导致。超过 200

种的分子与这种病有关,但 50% 的病例仅由 10 种药物引起。

病理生理学

TEN 的病理生理过程尚不清楚,但是最近的研究使其中所涉及的不同免疫学机制得到了更好的理解。在某些病例中,遗传易感性似乎更容易导致这种疾病的发展。

TEN 对应的表皮和上皮坏死松解症是由残酷而广泛的角化细胞凋亡导致。对角质化细胞有细胞毒性的活化 CD8+T 淋巴细胞,主要参与 TEN 的发展。可从水疱液中和患者皮肤活检中发现大量 CD8+T 淋巴细胞。其细胞毒作用是通过颗粒酶 B/ 穿孔素途径介导的。此外,角化细胞携带膜受体 Fas,它的配体 FasL 位于激活的 T 淋巴细胞和 NK 细胞表面。本质上,角质化细胞也表达 FasL,但由于其位于细胞内,水平较低并且是未激活的形式。TEN 时,FasL 在膜外侧表面过度表达,导致在不同的角质化细胞中 Fas-FasL 相互作用,通过激活半胱氨酸蛋白酶通路导致广泛的细胞凋亡。FasL 在血液中的可溶形式似乎也和凋亡现象有牵连。FasL 的多态性可能与 SJS 或 TEN 的发展有关[1]。

最后,已经在患者的皮肤病灶中发现肿瘤坏死因子- α 、γ -干扰素和许多白细胞介素。这些介质促进 FasL 的表达、影响膜黏附分子表达和提高淋巴细胞的吸引力。在 TEN 患者的皮肤病灶还发现了一些金属蛋白酶。这些钙依赖性内肽酶参与对凋亡的调控。

TEN 的遗传易感性可能存在。在特定的亚洲人群中,一些 HLA-B 抗体与给特定药物时 TEN 的发展密切相关。已经证实的药物有卡马西平和别嘌呤醇。美国 FDA 建议,亚洲患者在开始卡马西平治疗前开展 HLA 配型,检查 HLA-B*1502 抗原。

诊断

TEN 的诊断主要根据临床。不幸的是通常不能早期诊断,往往在疾病发展后几天才得出诊断。因为最初的症状不具有特异性,且提示无关紧要的病毒感染。在应用致病药物后快速出现的前驱症状包括乏力、咽痛、吞咽困难,结膜炎或呼吸问题多见于儿童。对于儿童患者,在水疱样中心的斑疹暴发前,很容易根据发热作出水痘的初步诊断。而水痘的病史特征将质疑这个诊断。皮肤病灶最初出现在躯干和脸,然后蔓延到肢端。这种疾病因皮损扩大和表皮脱离,形成很容易刺穿的松弛性水疱而迅速加重,尼氏征阳性,即累积口腔或眼结膜甚至是呼吸道或消化道黏膜的出血。这可能会导致消化系统和呼吸系统的问题,例如伪膜性肠炎或急性呼吸窘迫综合征,将使预后明显恶化。患者的一般情况会有改变,有剧烈的疼痛和显著的焦虑[2]。

确诊基于皮肤活检的解剖病理学。这也排除其他可能的诊断,尤其是患病婴儿。它证实表皮全层坏死同时真皮层则得以保护。直接免疫荧光法阴性则排除可能的自身免疫性大疱性疾病。

成人患者入院后应计算第一个 24 h 内严重度评分(SCORTEN)。它基于七个影响预后的因素:年龄、血液病或癌症、皮肤受累的区域、心率、血尿素、碳酸氢盐和血糖。它和死亡率有较好的相关性,但是在儿童患儿中还没有被证实。暂不考虑把机械通气和脓毒症考虑到初始的预后评分中,尽管已经有报道显示它们是成人患者死亡的危险因素。疾病开始进展时的血清乳酸脱氢酶水平也可能是严重程度的一个标志。

在儿童中,这种临床情况下应想到几种疾病。烧伤可以呈现类似的外观,但既往史及病变的发展将很容易地排除此诊断。多形性红斑有时可能是大疱性,但通常不会很明显,且没有高热。脓疱疮导致表浅的水疱,通常位于一个特定的区域负责,且一般病情不变。

急性金黄色葡萄球菌性表皮松解症(也称为金黄色葡萄球菌 Lyell's 综合征)表现类似 TEN。皮肤活检显示表皮的表层脱离,而 TEN 累及表皮的全层可与之相区别。急性金黄色葡萄球菌性表皮松解症急性期可诱发急性获得性或先天性大疱。

应迅速确定导致 TEN 的药物同时停止所有治疗。儿童最常导致 TEN 的药物:磺胺类(磺胺、磺胺嘧啶、柳氮磺胺吡啶)、奎宁、抗癫痫药(苯巴比妥、拉莫三嗪、卡马西平、苯妥英钠)、非类固醇类抗炎药和水杨酸类药物[3]。儿童患儿很少使用的别嘌呤醇与成人 TEN 的发展密切相关。

在大约 5% 的情况下,该病没有一种药物与之有关联且病因不明确。感染性的原因如特定的支原体感染很少见,占 1%~2% 的病例。

处理

迅速做出诊断并立即停止使用诱发药物至关重要。对于半衰期短的分子,早期中断治疗可将死亡率从 26% 降至 5%,这些患者则作为危重症在烧伤或重症监护病房(ICU)进行治疗。儿童患儿的治疗尽可能在儿科 ICU 进行。

患者在医院接受治疗应严格隔离周围高温。最初,重症监护基于纠正水电解质问题。液体的摄入量应增加主要是因为基本需要量增加,以及受体表面积影响按比例增加。由于患者钠丢失过多,应予补偿。尽管钠丢失增加,但和烧伤相比钠和水的丢失仍较少,因为炎症较轻同时无血管的受累。在 ICU 从病损出现到治疗开始之间的延迟可能会造成明显脱水,这在初始治疗中应予考虑。幼儿监测血容量较困难,是因为皮肤受累更复杂(无法置入导管,敷料阻隔经胸超声)。监测每小时尿量并以 1 mL/kg 为目标将有助于指导补液。

营养支持方面上,由于机体表面功能受累,每日膳食摄入量也应增加。目前已提出一个计算儿童能量需求的公式[4]:

热量需求 = [TEN 发病前体重(kg)× 24.6] + [损伤的体表面积(%)× 4.1] +3 933J

在成人中,肠内营养优于肠外营养,但在儿童中没有研究支持。

病变引起的疼痛常十分明显。对乙酰氨基酚和吗啡应联合使用。自我控制输注和护理员控制给药是首选解决方案。低于麻醉剂量的氯胺酮 [0.1~0.2 mg / (kg·h)] 持续输注有利于镇痛,而不会引发幻觉。

对这类患者的治疗,有一个重要部分即治疗皮肤病损。然而,对于采用最好的方法仍有一些争议。有些学者主张大范围清创后用生物敷料覆盖皮肤,而其他人则提出更保守的方法即保留表皮在原位,只覆盖真皮暴露的病变。目前推荐的敷料有很多种类型。包括很多临床团队在烧伤中所用的含银纳米晶体。对于大范围的大疱性脱离，它们有避免敷料每日更换的优点。重要的是不使用具有黏性的敷料(导管部位敷料、电极片等)，这些可以用松散的绷带保护。表皮再生需要大约 2~3 周。

这类患者的抗感染措施应较强。应系统地监测皮肤、呼吸道和泌尿系统标本的细菌菌群。在这些患者的脓毒症中最常找到的病原体首先是金黄色葡萄球菌，其次是铜绿假单胞菌。经验性广谱抗生素应尽可能避免在所有病例中使用，应尽早地覆盖致病微生物。

90% 的 TEN 病例有黏膜受累表现。眼部损伤几乎是固有的，需快速的眼科会诊以防止进展成严重的结膜、角膜病变[5]。50% 的患者存在眼部后遗症与干眼症、角膜和结膜瘢痕甚至失明。全身性免疫抑制治疗(激素、免疫球蛋白)未被证明有利于改善这些病变。可以考虑角膜移植。使用羊膜在防止长期并发症方面显得很有希望。还应该系统的检查阴道黏膜。局部润滑和抗感染治疗被认为可防止严重的瘢痕，后期往往难以治疗。

前几年全身激素治疗或静脉注射免疫球蛋白的免疫抑制疗法似乎非常有希望，但最近受到质疑并且使用有争议。报道迄今为止最大病例数为 281 名法国和德国的患者，无论他们是否接受这些治疗，患者预后无差异[6]。另一方面，激素治疗对于 SJS 似乎有益。这些治疗在儿童中也被报道。而且对于患儿的效果似乎比成人更好。但是，每个报道的研究从没有超过 15 例患者。所以它们的效果仍然不确定。而且这些治疗的并发症可能会十分严重。在一个治疗儿童患儿的回顾性研究中，使用静脉注射免疫球蛋白的患儿住院时间比接受肾上腺皮质激素但未进行免疫抑制治疗的患儿有所延长。

成人使用环孢素 3 mg /（kg·天）已经得到了令人满意的结果。然而，都是些小型的病例研究。没有足够的证据支持在儿童中推荐这种治疗。在一个前瞻性、随机对照研究中比较了抗肿瘤坏死因子与沙利度胺的疗效。研究因为沙利度胺组的高死亡率而中断。抗肿瘤坏死因子在儿童中的应用尚无报道。

血浆置换用于对激素或静脉注射免疫球蛋白无反应的成人和儿童中的重症 TEN。血浆置换 80% 成功率使它成为常规治疗失败后的一种可选的治疗方案。

TEN 和它一些致残的后遗症，可能导致严重的心理后果。患者的心理甚至精神病随访及后遗症的长期监测是必不可少的。

结论

TEN 是一种罕见但严重的疾病，影响儿童的生命预后。治疗应在儿科 ICU 或儿童烧伤中心进行，并应多学科协作。快速停止相关的药物治疗，水电解质输注，增加膳食的摄入量，镇痛和敷料是治疗的基础。激素治疗有争议。静脉注射免疫球蛋白和血浆置换治疗在治疗中有一席之地。其他药物仍有待评估。黏膜受累，特别是眼睛，应早期严格治疗。TEN 导致的后遗症往往很严重。因此建议尽早预测后遗症，因为他们需要长期监测。

参考文献

［1］ Borchers AT, Lee JL, Naguwa SM, et al. (2008) Stevens-Johnson syndrome and toxic epidermal necrolysis. Autoimmun Rev 7:598-605.

［2］ Koh M, Tay Y. (2009) An update on Stevens-Johnson syndrome and toxic epidermal necrolysis in children. Curr Opin Pediatr 21:505-510.

［3］ Levi N, Bastuji-Garin S, Mockenhaupt M, et al. (2009) Medications as risk factors of Stevens-Johnson syndrome and toxic epidermal necrolysis in children: a pooled analysis. Pediatrics 123:e297-e304.

［4］ Mayes T, Gottschlich M, Khoury J. (2008) Energy requirements of pediatric patients with Stevens-Johnson syndrome and toxic epidermal necrolysis. Nutr Clin Pract 23:547-550.

［5］ Schneck J, Fagot J, Sekula P, et al. (2008) Effects of treatments on the mortality of Stevens-Johnson syndrome and toxic epidermal necrolysis: a retrospective study on patients included in the prospective EuroSCAR Study. J Am Acad Dermatol 58:33-40.

［6］ Sotozono C, Ueta M, Koizumi N, et al. (2009) Diagnosis and treatment of Stevens-Johnson syndrome and toxic epidermal necrolysis with ocular complications. Ophthalmology 116:685-690.

第九部分　肾脏系统

Gitelman 综合征及经典 Bartter综合征

Guillaume Favre、Jean–Christophe Orban、Carole Ichai

> **要点**
> - 诊断必须系统地依据临床症状且明确的伴有细胞外脱水的低钾血症或低镁血症。
> - 对症治疗并非依据生物学证据而是依据临床表现。
> - 该病的诊断并非是在 ICU 紧急得出,而是在后期稳定阶段做出诊断。

介绍

经典的 Bartter（3 型）综合征和 Gitelman 综合征都是先天性的肾小管疾病,通常发生于成人患者。两者都是常染色体隐性遗传的疾病可以导致继发性醛固酮增多症,从而引起肾性低钾血症及代谢性碱中毒。Gitelman 综合征表型的描述通常表现为低镁血症及尿钙减少,而 Bartter 综合征则表现为血镁正常和尿钙增高。Gitelman 综合征的特点是编码对噻嗪类利尿剂敏感的 Na-Cl 协同转运蛋白（SCL 12A3）基因发生突变失去活性。经典 Bartter 综合征则是由于编码 B 型 Cl 通道（CLCNKB）的基因突变失活[1-3]。在这个部分,我们将介绍这两种综合征的诊断及治疗要点。由于细胞外脱水导致的低钾血症或低镁血症急性加剧,临床表现可以十分严重。

病例报告

一名 36 岁中年男子,既往无特殊病史,由于突发四肢轻瘫入院。入院前

3天,由于存在多饮、多尿,伴有弥散性四肢肌肉疼痛,曾被怀疑是 Guillain-Barre 综合征。查血标本发现患者血钾水平低至 1.5 mmol/L,心电图上出现U 波。随后,患者被转至 ICU。同时,体格检查证实患者四肢远端严重的肌无力。尽管在急诊时,给予了及时补充电解质,患者仍然表现为严重的电解质及酸碱失衡,主要为持续存在的低钾血症,低氯血症(97 mmol/L),血钠正常(142 mmol/L),以及细胞外脱水(血红蛋白 85g/L)。血浆中镁、磷酸盐、钙离子水平,以及血气都在正常范围。然而,肌酐及尿素氮水平有所升高(分别是 142 mmol/L 和 13.5 mmol/L)提示患者存在中度肾脏衰竭。尿钠水平(75 mmol/L)及尿钾水平(23 mmol/L)不恰当的升高都证明了该患者存在的问题主要由肾脏引起。持续输注钾可使患者血钾逐渐增加并使血钾在 24 h 内恢复正常。随着血钾恢复正常,患者四肢轻瘫的症状可以完全缓解。由于患者的低钾血症明显由肾脏原因导致,我们考虑以下几种诊断:噻嗪类物质吸收障碍、Gitelman 综合征或 Bartter 综合征。患者肾源性钾丢失并不支持低钾性周期性麻痹。噻嗪类相关低钾血症不能排除是因为尿液检测经常会产生错误的阳性结果。随后做了附加的补充检查,发现患者存在继发性高醛固酮血症(高血浆肾素质量浓度为 211 ng/L 及高血浆醛固酮质量浓度为 1 533 ng/L),低钾血症同时伴有肾脏钾丢失(血浆钾水平为 2.4 mmol/L,尿液钾水平为 172 mmol/ 天),代谢性碱中毒的同时不伴低镁血症,血钙 / 肌酐比值为 0.23。所有这些指标都支持 Gitelman 综合征或是 Bartter综合征的诊断。SCL 12A3 基因序列的测定提示 7 号及 23 号外显子表现为复合型杂合子突变。由此可以证实患者的诊断为 Gitelman 综合征。同时,一个更为明确的问题得到患者证实,在此之前,当患者在温暖的环境中工作时,曾有过度出汗的病史。且既往无家族低钾血症的家族史。

流行病学

由于 Gitelman 综合征和经典的 Bartter (3 型)综合征通常都是偶然诊断出来的,很难从正常人群中评估这两种综合征的发生率(Gitelman 综合征的发生率是 1/40 000)。血缘关系不是 Gitelman 综合征发生的必要条件;复合杂合形式通常和 SCL 12A3 基因上的多个突变有关,这表明在一般人群中存在众多的杂合体[2,3]。

诊断

　　严重的病例表现为四肢轻瘫及心律失常主要是由于低钾血症和低镁血症进行性加重引起。这种综合征一般是由于肠道功能异常(腹泻、便秘)或过度出汗(高热、限制性环境)导致的细胞外脱水引起。Gitelman 综合征在男性患者更为常见,可能是由于基因突变导致蛋白失活所致[4]。血液浓缩常见于功能性肾损伤。细胞外脱水归因于肾脏损失是因为尿钠浓度异常升高(尿液检测超过 20 mmol/L)。低钾血症是继发的。判断肾脏钾丢失主要源于尿液中钾水平的升高(> 40 mmol/ 天)。当肠道或皮肤的钾丢失增加的话,尿钾的丢失可能减少。另一方面,如患者存在呕吐,尿丢钾会增加,因为肾脏滤过的碱负荷增加促进钾丢失。如果代谢性碱中毒是一种典型的生物学紊乱,它可能在肠碳酸氢盐丢失(腹泻),休克或预先存在的慢性肾功能不全的情况下被掩饰。低钙血症和肾性低镁血症是鉴别 Gitelman 综合征和经典的 Bartter 综合征的主要经典指标。尿液钙 / 肌酐比值< 0.04 或者是尿液镁异常分泌增加(> 1 mmol/ 天)导致的低镁血症都是诊断 Gitelman 综合征的强有力的证据。然而,在上面的病例中,这个标准似乎并不是很精确,甚至有两种综合征共同的表型。父母的血缘关系在 Gitelman 综合征并不常见。在患者既往史中,一些症状可能会支持诊断:中度的细胞外脱水(头昏眼花),慢性低钾血症(肌肉抽筋,肌肉无力)或者低镁血症相关的关节软骨钙化[5]。临床稳定后,运用功能性肾检验确定表型。这些结果指导分子诊断的序列测定。

治疗方案

　　这种临床综合征的治疗必须立即开始。输注钾及氯化镁可以纠正心律失常,恢复肌肉力量,但这并不能使血钾、血镁恢复至正常水平,因为肾脏的持续丢失。只要临床症状及电解质异常持续存在,静脉补充就应该持续(图9-1)。病因学及细胞外脱水的治疗同样需要进行。应该指导患者长期口服钾离子及镁离子。是否使用阿米洛利治疗Gitelman综合征仍然存在疑问。

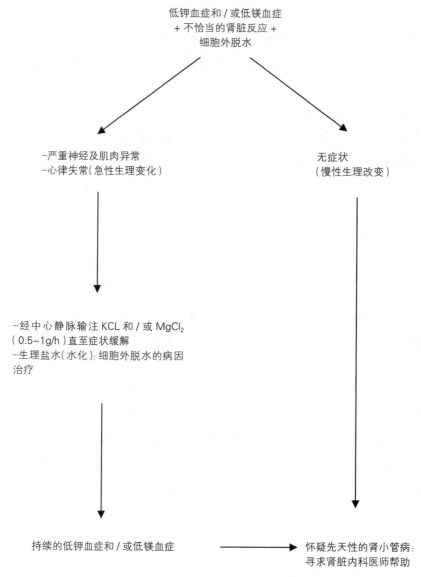

图9-1　Gitelman综合征和Bartter综合征实用治疗管理方案

参考文献

［1］ Zelikovic I . (2003) A novel mutation in the chloride channel gene, CLCNKB, as a cause of Gitelman and Bartter syndromes. Kidney Int 63:24-32.

［2］ Simon DB. (1996) Gitelman's variant of Bartter's syndrome, inherited hypokalaemic alkalosis, is caused by mutations in the thiazide-sensitive Na—Cl cotransporter. Nat Genet 12:24-30.

［3］ Simon DB, Lifton RP. (1998) Mutations in Na(K)Cl transporters in Gitelman's and Bartter's syndromes. Curr Opin Cell Biol 10:450-454.

［4］ Riveira-Munoz E . (2007) Transcriptional and functional analyses of SLC12A3 mutations: new clues for the pathogenesis of Gitelman syndrome. J Am Soc Nephrol 18:1271-1283.

［5］ Cruz DN . (2001) Gitelman's syndrome revisited: an evaluation of symptoms and healthrelated quality of life. Kidney Int 59:710-717.

第十部分　肝脏系统

ICU中非常见肝脏疾病

Catherine Paugam–Burtz、Emmanuel Weiss

要点

- 危重患者极少发生急性肝衰竭，一旦发生往往进展极快、病死率极高。
- 急性肝衰竭的特点是正常肝脏受到严重损害之后出现急性凝血功能障碍及肝性脑病。
- 对乙酰氨基酚过量及病毒性肝炎是引起急性肝衰竭的主要原因。
- 早期识别病因及早期接受特定治疗在患者入住 ICU 时至关重要。
- 紧急肝脏移植仍然是治疗急性肝衰竭的方法，并且可改善急性肝衰竭患者预后。

介绍

患有慢性肝脏疾病的患者极易发生威胁生命的并发症而需要入住 ICU。通常，患者会出现肝硬化失代偿的表现，出现一种或两种以上的主要并发症，如门脉高压引起的消化道出血，脓毒症，肝性脑病和 / 或急性肾衰竭。当伴有器官功能衰竭与全身炎症反应综合征时，急性失代偿被命名为慢性肝衰竭急性发作，会导致患者短期死亡率增高[1]。除去这种普遍性的疾病，急性肝脏疾病主要是肝衰竭（ acute liver failure, ALF ）是极少发生的。每年每 100 万人群中不超过 5 个病例[2]。如果凝血酶原率低于 50%，相当于国际标准化比值（ INR ）≥ 1.5，提示严重的急性肝炎。急性肝衰竭（ ALF，有时称为暴发性肝炎）通常被定义为既往没有肝脏疾病或肝硬化的患者在 8 周以内出现凝血功能障碍（ INR ≥ 1.5 ）和脑病（任何程度的精神状态改变）[3]。只有 10% 的急性肝炎患者，会发展为重症肝炎，而其中不足 1% 的患者发展为 ALF。从分类学的角度来看，ALF 根据黄疸发展和脑病发病之间的间隔普遍分为三组：超急性期（＜7天），急性期（7~28天）、亚急性期（4~12 周）。

紧急肝脏移植的出现改变了 ALF 患者的预后。患者生存率已经从 1984 年以前的 20%~25% 升至 2005—2008 年的 77%，但仍然低于肝硬化移植后患者生存率[4-5]。1999—2009 年欧洲行肝脏移植的患者中有 8% 的患者是 ALF[6]。美国、欧洲大陆以及英国的一些特别中心的病例显示 45%~51% 因为 ALF 而收住的患者进行了肝脏移植手术[7]。

ALF 的治疗依靠早期病原学的诊断，旨在识别导致 ALF 的几个病因，并且需要早期的针对性治疗。同时针对器官衰竭进行对症治疗，疾病发展的自然预后必须予以确定，以利于判断患者是否需要紧急进行肝脏移植手术。

急性肝脏衰竭的临床表现

无论病原学如何，ALF 是急性器官衰竭终末期的常见临床表现。不同于肝硬化仅累及一个器官肝脏。ALF 可导致全身各系统的症状（表 10-1），有时则表现得与革兰阴性菌的感染症状相似。

表 10-1　急性肝衰竭相关的全身症状

器官	临床表现
肺部	急性肺损伤 急性呼吸窘迫综合征
心脏	心血管衰竭 内皮功能障碍 频繁亚急性心肌损伤
消化道	肠梗阻
肝胆系统及胰腺	门脉高压 胰腺炎
代谢	肾上腺功能不全 高能量消耗及肌肉分解代谢
肾脏	肾损伤及肾衰竭

（续表）

器官	临床表现
免疫系统	全身炎症反应
	免疫缺陷
脑	中性粒细胞功能障碍肝性脑病
	脑水肿
	颅内高压

病原学

实验室检查应该首先确定几个 ALF 的病因，可能有利于进行早期的具体治疗，从而限制肝损伤的严重程度，可能预防从孤立的肝衰竭发展到多器官功能衰竭。应向患者家属收集大量病史并认真做好体格检查。

ALF 的病因已经回顾过[8]。对乙酰氨基酚中毒和病毒性肝炎是急性肝衰竭的主要原因。应该指出的是，对乙酰氨基酚中毒已超过病毒病因成为美国和英国 ALF 的主要原因（分别是 46% 和 61%）。在美国，药物以及非对乙酰氨基酚类药物引起的肝损伤（包括特异性肝损）导致的 ALF 占 13%。在许多病例中，尽管有详细的病史以及评估 ALF 的实验室检查，然而 ALF 不能完全明确，导致它的病因不明确。这些不确定的情况占 14%~43% 的比例，最终是排在导致 ALF 病因的第二名。罕见的各种原因，占了 10%~25% 的 ALF 病例数，在表 10-2 中有展示。单纯疱疹病毒 HSV 相关性肝炎，是极少导致 ALF 的一个病因（在 ICU 确诊 ALF 中比例为 1%），通常免疫功能不全的人会受到影响，但是对于一些免疫功能正常的成人如孕妇也会发病[9]。典型特点包括腹痛及背痛，发热寒战，皮肤水疱性病变以及转氨酶升高。然而，由于这些特征常常缺失，HSV 相关性肝炎的诊断十分困难，预后极差。发热（T > 38.5℃）以及转氨酶升高是最常见的症状；白细胞减少以及皮肤损害经常不表现。诊断确定需要通过实用 PCR，更小范围内依靠病毒培养来确定。急性期，血清学检查并没用。

鹅膏菌属中毒是另一种导致 ALF 的少见原因[10]。鹅膏菌属毒性相关的两种不同毒物都很耐热。疾病的第一个阶段特征是毒肽类引起剧烈腹泻症状，可以引起肠上皮细胞膜发生改变。第二阶段则是，鹅膏毒素抑制肝细胞和近端小管细胞内蛋白质转录水平的合成,从而诱导大量肝细胞坏死,导致凝血因子减少和急性肾损伤(严重又频繁的腹泻也会加重症状)。这些中毒的全球死亡率是25%。从摄入毒物到开始腹泻短于8 h,女性,凝血酶原率降低至10%(INR > 6)于摄入毒物 ≥ 4天,以及转氨酶的双相演化与致至性预后有关。

表10-2　实验室评估的病因学

病因	生物学诊断
常见病因:	
对乙酰氨基酚	血清对乙酰氨基酚
病毒	HBs抗原, HBc IgM, HAV IgM
罕见病因:	
病毒:肝炎病毒E, HSV1, HSV2, VZV	
	HVE IgM, HVE PCR
	HSV1和2 IgM, HSV1和2 PCR
	VZV IgM, VZV PCR
细小病毒B19	B19 PCR
登革热	登革 IgM和IgG
细螺旋体病	微量凝集试验
Wilson病	血铜、血亚铜、血浆铜蓝蛋白、眼科检查(角膜色素环)
自身免疫性肝病	抗核抗体,平滑肌抗体(SMA),肝脏和肾脏微粒体抗体(anti-LKM)
缺氧性肝病	主要为肝细胞受损(AST ≫ ALT)
瑞式综合征(Reye's syndrome)	中度肝细胞损伤,血清胆红素正常
妊娠急性脂肪肝	中度肝细胞损伤,血清胆红素正常
HELLP综合征	血小板数量低下,肝细胞损伤,溶血,弥散性血管内凝血,肾衰竭
肿瘤浸润	病理显示骨髓浸润、肝脏浸润
热休克	肝细胞损伤,横纹肌溶解症,多器官功能衰竭
毒蕈中毒	病史采集
急性布加综合征	腹部超声(肝静脉栓塞),血栓形成倾向

治疗

针对疾病的治疗

针对 ALF 的特异性治疗方法几乎没有,针对不同原因的 ALF 有不同的治疗方法。然而所有的治疗方法都有一些共同的特点:治疗必须在肝损伤进展前尽早实施以提高临床受益。N-乙酰半胱氨酸(N-acetylcysteine, NAC)是一种谷胱甘肽的前体,被证明可以减轻肝损,有可能改善对乙酰氨基酚过量肝损害的预后。因此, NAC 已经开始尽早用于怀疑对乙酰氨基酚过量导致的 ALF。有趣的是,一些数据显示 NAC 可能会降低脑并发症,并且改善非对乙酰氨基酚导致的 ALF 未移植生存率。基于这些结果,常考虑 NAC 用于治疗非对乙酰氨基酚诱发的 ALF,趋于将 NAC 广泛用于 ALF,无论是否为对乙酰氨基酚诱发。在严重的自身免疫性肝炎,没有研究显示系统使用糖皮质激素有益。对于特殊类型的肝炎如甲肝、乙肝、戊肝,对急发型没有特殊的治疗方案。D-青霉胺对于暴发性 Wilson 病无效。若怀疑HSV 或者是不明原因的发热性 ALF,由于诊断检测不一定可信,抗病毒治疗(阿昔洛韦)应先发制人早期应用,而无需等待病毒学确认。

系统治疗

对 ALF 人工肝支持治疗的地位仍有争议。尤其是在法国,可迅速从去世的遗体捐献者获取肝脏供体移植。很多小型研究已经证实人工肝支持可以改善生化指标(血清胆红素及血氨),血流动力学指标(增加平均动脉压、降低门脉压力),黄疸和瘙痒(清除胆汁酸)。此外,这些系统被证实能够减少可能在导致 ALF 中发挥病理生理作用的物质:细胞因子、血管活性物质、一氧化氮代谢产或自由基[11]。最后,对肝性脑病和 / 或颅内压的益处曾被提到。然而,以上提到的益处是否可以最终形成更好的临床结果仍值得讨论。最近法国的一个随机对照临床试验(FULMAR)比较了分子吸附循环系统(MARSTM)联合标准治疗(SMT)与单纯标准治疗用于符合肝脏移植的 ALF

患者[12]。53 名患者接受 MARS 治疗,49 名接受 SMT。结果显示对于 ALF 患者来说,MARS 并无生存优势。该研究有一个不具有统计学意义的趋势,即对乙酰氨基酚导致 ALF 患者的 6 个月生存率有增加。然而,这个研究主要的混淆因素是等待移植的时间非常短(中位时间为 16.2 h)。

　　ALF 相关脑病及脑水肿包含大量复杂的病理生理机制。这些机制中,循环神经毒素浓度升高,特别是血氨浓度可能通过改变神经递质合成和释放及星形胶质细胞将氨代谢成谷氨酰胺而发挥核心作用。总的结果是改变脑功能和星形细胞肿胀(与细胞内谷氨酰胺积累有关)。在过去的 20 年里,尽管临床上明显的脑水肿发生率降低了,但这种高压导致的死亡仍占 20%~25%[13]。ALF 相关性昏迷患者的脑血流监测及颅内压监测仍有争议。一项来自 24 个中心包含 332 名 ALF 患者的研究发现:进行有创颅内监测的患者中有 10.3% 发生颅内出血,提示有创监测技术与发病率及病死率均相关[14]。此外,到目前为止,没有一项监测技术显示出在生存率方面的优势。无创操作的地位如经颅多普勒监测仍值得再评价。一项纳入 16 名 ALF 患者的研究,经颅多普勒技术测得的大脑中动脉的波形信号是比较值得参考的[15]。关于 ALF 相关颅内高压的管理和重型颅脑损伤的管理基本类似:头高位 30°、控制系统相关的二次颅损伤、渗透性治疗(高渗盐水或甘露醇)预防脑疝。足够个体的试验及人类研究数据为使用亚低温治疗(32~34℃)用于改善 ALF 相关颅内高压提供了依据。然而,在将其加入临床标准治疗之前仍然需要进行多中心随机对照研究,以验证亚低温治疗可以在挽救大脑和改善生存率同时不引起损害。

肝移植

　　肝移植(liver transplantation,LT)必须在原有肝脏自然再生期内不可能恢复的情况下考虑。部分取决于 ALF 的病因[8]。的确,对乙酰氨基酚过量后的肝损及甲肝、中毒性肝病往往可自然恢复。相反,只有 20% 的自身免疫性肝病,不确定以及非对乙酰氨基酚药物导致的 ALF 有自然恢复的过程。不能达到足够再生的患者,需要早期确定他们的疾病是否可增加急诊移植的成功率。然而,确定及筛选患者的理想方法对急诊 LT 更有利,因此存在争议以及移植的决定总是存在需要在两种方案之间选择:

- 早期决定肝移植可降低等待时期以及围手术期病死率,但可能导致无效 LT:一名可以通过传统治疗得以存活的患者由于接受了不合适的供体,进行不必要的手术和余生长期的免疫治疗会显著增加死亡风险。而这个供体也许可以找到更合适的受体,却被浪费了。
- 而稍晚做出决定,可以避免不必要的 LT,但是会增加等待期间及围手术期潜在可预防的死亡发生。

为了指导这个决定,不同的用于紧急肝移植的选择标准已经被提出。Clichy 标准包括昏迷或意识障碍以及凝血 V 因子浓度低于 20%,年龄 ≤ 30 岁或凝血 V 因子低于 30% 的患者,年龄 ≥ 30 岁[4]。这些标准是基于过去的数据显示,达到这些标准,经过传统治疗的患者病死率依然高达 90%。根据 Kings College 标准,对乙酰氨基酚相关性 ALF 移植应该考虑以下几点:对经过足够的液体复苏后 pH 仍 < 7.3 者,或是联合评估脑病分级 3 级或以上,肌酐 ≥ 300 μmol/L 和 INR > 6.5[16]。对于非对乙酰氨基酚相关性 ALF,移植标准如下:任何级别脑病及 INR > 6.5,或者是以下条件中任三种:INR > 3.5,胆红素 ≥ 300 μmol/L,年龄 < 10 岁或 > 40 岁,不明原因的 ALF(药物导致的肝损伤,血清阴性病)。近期,急性肝衰竭研究组提出了一个新的预后模型(ALFSG 指数)结合了昏迷评分、血清胆红素、INR、血磷以及 M30(细胞角蛋白-18 片段,一种肝细胞凋亡和坏死的标志物)[17]。它预测是否需要行肝移植及死亡的能力比 Kings college 标准更好,但是 M30 的检测不能常规使用。实际上,使用这些标准的患者都在国家紧急移植列表上。找到捐献的器官时,重新评估患者状况非常重要,看是否肝脏功能无恢复迹象及 ALF 相关的器官功能衰竭已经进展到不能再等的地步。后者尤其难判断,因为到目前为止没有评估移植无效性的正式标准。

欧洲肝脏移植登记处(european liver transplant registry, ELTR)掌握了 43 年来欧洲 23 个国家 79 063 名患者的 87 963 例 LT 的数据。这些数据被用来评估结局以及 ALF 肝移植的进展[6]。它显示 1988—2009 年, ALF 患者进行肝移植后第 1 年、第 3 年、第 5 年以及第 10 年的生存率分别是 74%、

70%、68%、63%。ELTR 数据还显示在 1988—1993 年,以及 2004—2009 年患者的 5 年生存率稳中有长 12%。然而,急诊肝移植的结局较肝硬化选择性肝移植更差。尽管麻醉及重症监护有了很大的提高,ALF 早期肝移植术后的病死率仍然很高,主要是由于脓毒症以及 ALF 相关的多器官功能衰竭以及脑部并发症如脑疝。

　　ALF 病因学提示原有肝脏具有再生恢复正常形态的能力时,辅助肝移植相对于传统肝移植而言是一个有趣的替代。这种治疗方法,肝右叶通常会被取代,而原有的肝左叶仍保留。经过精心的选择,原有肝脏会在 1~3 年重建到一定程度,免疫抑制可缓慢撤离,移植物萎缩。对乙酰氨基酚相关性肝衰竭以及超急性综合征相比血清反应阴性肝炎及亚急性综合征患者更适合选择这种治疗方案。

结论

　　急性肝衰竭的预后由于紧急肝移植的出现已经有了明显改观,一年生存率可高达 70%。ALF 患者的管理必须在具有肝脏病学专家、重症医学专家以及器官移植专家的多学科合作特别中心进行。

参考文献

[1]　Moreau R, Jalan R, Gines P, et al. (2013) Acute-on-chronic liver failure is a distinct syndrome that develops in patients with acute decompensation of cirrhosis. Gastroenterology, 144:1426–1437, 1437 e1–9.

[2]　Bower WA, Johns M, Margolis HS, et al. (2007) Population-based surveillance for acute liver failure. Am J Gastroenterol 102:2459–2463.

[3]　Trey C, Davidson CS. (1970) The management of fulminant hepatic failure. Prog Liver Dis 3:282–298.

[4]　Bernuau J, Goudeau A, Poynard T, et al. (1986) Multivariate analysis of prognostic factors in fulminant hepatitis B. Hepatology 6:648–651.

[5]　Bernal W, Auzinger G, Dhawan A, et al. (2010) Acute liver failure. Lancet 376:190–201.

[6]　Germani G, Theocharidou E, Adam R, et al. (2012) Liver transplantation for acute liver failure

in Europe: outcomes over 20 years from the ELTR database. J Hepatol 57:288-296.

[7] O'Grady J. (2012) Liver transplantation for acute liver failure. Best Pract Res Clin Gastroen-terol 26:27-33.

[8] Lee WM, Squires RH Jr, Nyberg SL, et al. (2008) Acute liver failure: summary of a workshop. Hepatology 47:1401-1415.

[9] Ichai P, Samuel D. (2009) Liver transplantation for fulminant hepatitis. Gastroenterol Clin Biol 33:51-60.

[10] Escudie L, Francoz C, Vinel JP, et al. (2007) Amanita phalloides poisoning: reassessment of prognostic factors and indications for emergency liver transplantation. J Hepatol 46:466-473.

[11] Nevens F, Laleman W. (2012) Artificial liver support devices as treatment option for liver fail-ure. Best Pract Res Clin Gastroenterol 26:17-26.

[12] Saliba F CC, Durand F et al and the FULMAR study group. (2008) Randomized controlled multicenter trial evaluating the efficacy and safety of albumin dialysis with MARS in patients with fulminant and subfulminant hepatic failure. Abstract of the American Association for the Study of Liver Disease (AASLD). Hepatology 48:Abs LB4.

[13] Bernal W, Hyyrylainen A, Gera A, et al. (2013) Lessons from look-back in acute liver failure? A single centre experience of 3300 patients. J Hepatol 59:74-80.

[14] Vaquero J, Fontana RJ, Larson AM, et al. (2005) Complications and use of intracranial pres-sure monitoring in patients with acute liver failure and severe encephalopathy. Liver Transpl 11:1581-1589.

[15] Aggarwal S, Brooks DM, Kang Y, et al. (2008) Noninvasive monitoring of cerebral perfusion pressure in patients with acute liver failure using transcranial Doppler ultrasonography. Liver Transpl 14:1048-1057.

[16] O'Grady JG, Alexander GJ, Hayllar KM, et al. (1989) Early indicators of prognosis in fulminant hepatic failure. Gastroenterology 97:439-445.

[17] Rutherford A, King LY, Hynan LS, et al. (2012) Development of an accurate index for predic-ting outcomes of patients with acute liver failure. Gastroenterology 143:1237-1243.